AF396224

OBSERVATIONS D'ANATOMIE PATHOLOGIQUE

ACCOMPAGNÉES

DE L'HISTOIRE DES MALADIES

QUI S'Y RAPPORTENT ET DONT LES PIÈCES SONT CONSERVÉES

AU

MUSÉE DE LA FACULTÉ DE MÉDECINE

DE STRASBOURG

NOUVEAU RECUEIL

PUBLIÉ

SOUS LES AUSPICES DE LA FACULTÉ

PAR

C. H. EHRMANN

PROFESSEUR D'ANATOMIE, CORRESPONDANT DE L'ACADÉMIE DES SCIENCES (INSTITUT)
DE L'ACADÉMIE IMPÉRIALE DE MÉDECINE ET DE LA SOCIÉTÉ DE CHIRURGIE DE PARIS
DOYEN DE LA FACULTÉ DE MÉDECINE DE STRASBOURG
PRÉSIDENT DE L'ASSOCIATION DE PRÉVOYANCE DES MÉDECINS DU BAS-RHIN
OFFICIER DE LA LÉGION D'HONNEUR

Avec 8 planches lithographiées

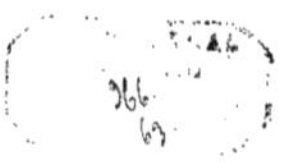

STRASBOURG

IMPRIMERIE DE Vᵉ BERGER-LEVRAULT, IMPRIMEUR DE L'ACADÉMIE

1863

A MES TRÈS-HONORÉS COLLÈGUES

DE LA FACULTÉ DE MÉDECINE DE STRASBOURG

Vous qui partagez avec moi le lourd fardeau de l'Enseignement, vous me rendez facile la tâche que je me suis imposée, celle de faire connaître successivement les richesses instructives de notre Musée anatomique. Je remercie plus particulièrement aujourd'hui MM. SÉDILLOT, RIGAUD, STŒBER, MICHEL, STROHL et WIEGER des Observations manuscrites qu'ils ont bien voulu me communiquer, elles m'ont servi à donner au travail que je publie sous les auspices de la Faculté, l'intérêt que méritent nos collections scientifiques.

Strasbourg, le 13 juillet 1863.

C. H. EHRMANN.

MUSÉE D'ANATOMIE DE LA FACULTÉ DE MÉDECINE

DE STRASBOURG.

DESCRIPTION

D'UNE LUXATION CONGÉNITALE DES DEUX FÉMURS

PAR RELACHEMENT DE L'APPAREIL LIGAMENTEUX,

SUIVIE DE

QUELQUES RÉFLEXIONS SUR LES CAUSES ET LE TRAITEMENT DE CETTE MALADIE.

(La pièce, donnée au Musée d'anatomie pathologique par M. le professeur Sédillot, porte le numéro 368ᵃ.)

BIBLIOGRAPHIE.

Paletta, *de Claudicatione congenita*. Milan, 1788.

Caillard Billonière, Diss. sur les luxat. originelles ou congénitales du fémur. Paris, 1828, n° 233.

Delpech, De l'Ortomorphie par rapport à l'espèce humaine. Paris, 1829.

Jalade-Lafont, Recherches pratiques sur les principales difformités du genre humain et les moyens d'y remédier. Paris, 1829.

J. L. Petit, Mémoire sur la luxation spontanée. 1722.

Humbert, de Morlaix, et Jacquier, Essai et observations sur la manière de réduire les luxations. Bar-le-Duc, 1835.

Simonin, de Nancy, Observation d'une double luxation congénitale chez une jeune fille de 11 ans. (Voy. Humbert et Jacquier.)

Dupuytren, Leçons orales, t. III, p. 205. Paris, 1833; et Mémoire sur un déplacement congénital de la tête du fémur : Répertoire d'anatomie et de physiologie. 1826, t. II.

Breschet, Archives générales de médecine, IIᵉ série, t. V, p. 151; t. VI, p. 576; t. VII, p. 269.

Sédillot, De l'anatomie pathologique des luxations anciennes du fémur; Mémoire présenté à l'Académie des sciences. Voy. l'Expérience, 29 déc. 1838 et 19 janv. 1839.

Jules Guérin, Recherches sur les luxations congénitales. Voy. Gazette médicale de Paris, 1841; p. 97 et p. 145.

Pravaz, Mémoire sur la réalité de l'art orthopédique; luxation congénitale du fémur. Mémoire lu à l'Académie de médecine de Paris. Voy. Gaz. médicale, 1841, p. 622. Note sur un nouveau cas de luxation congénitale du fémur. *Ibid.*, 1839, p. 63.

Gerdy, Rapport fait à l'Académie de médecine sur le mémoire de M. Pravaz et sur une réclamation adressée par M. Humbert, de Morlaix. Voy. Archives générales de médecine, IIIᵉ série, t. VI, p. 237; 10 et 17 sept. 1839.

Rapp. et discussions à l'Académie de médecine sur les luxations congénitales, les 2 juillet 1833, 25 mars, 1ᵉʳ avril et 7 décembre 1834; 17 février 1835. Voy. Arch. gén. de méd., IIᵉ série, t. V, VI et VII.

J. B. Ch. Levieux, de Bordeaux, Thèse de la Faculté de Paris, 1841.

Traité pratique des luxations congénitales du fémur. Lyon, 1847, in-4°, par M. Pravaz, et Rapport fait sur cet ouvrage couronné par les commissaires chargés de décerner les prix de médecine et de chirurgie pour l'année 1846. (Gaz. médicale, 9 mars 1850, p. 186.)

L. A. Gillebert d'Hercourt (médecin de l'établissement orthopédique et pneumatique de Lyon, maison Pravaz), De la curabilité des luxations fémorales congénitales. Faits et documents tendant à établir la réalité des cures opérées par M. Havas. Paris et Lyon, 1854, in-8°, 64 pages.

Rapport sur les traitements orthopédiques de M. Jules Guérin; Paris, 1848; par une commission composée de MM. Blandin, Dubois, Rayer et Orfila, président; in-fol., p. 78.

Cruveilhier, Traité d'anatomie pathologique générale, t. Iᵉʳ. Paris, 1849, p. 482.

— Anatomie pathologique avec planches, IIᵉ livraison, planche 2.

Vrolik, *Tabul. ad illustrand. embryogenes. hominis atque animalium*. Amsterd., 1849, Pl. 84, 85, 86 et 87, xviiᵉ fascicule.

La double luxation[1] dont il s'agit dans cette notice, fut rencontrée sur un des sujets de l'amphithéâtre de la Pitié et soumise à un examen attentif; le défaut absolu de renseignements antérieurs a laissé ignorer, en effet, quelle avait été la cause de ce déplacement, à quelle époque de la vie il était arrivé et quels en avaient été les signes et les conséquences pendant la vie; néanmoins, M. SÉDILLOT est parvenu, d'après l'observation des lésions cadavériques, à construire, pour ainsi dire, l'histoire de cette maladie et à faire pressentir que c'est à un vice congénital qu'il convient de la rattacher.

La pièce provient du cadavre d'une jeune femme d'une vingtaine d'années; sa taille était petite; la maigreur assez prononcée, la peau blanche et sans aucune trace de cicatrice, les articulations déliées, bien prises et très-flexibles; celles des pieds, surtout, permettaient des mouvements en tous sens trop étendus pour laisser aucun doute sur la grande laxité des ligaments.

Signes extérieurs de la luxation. — De chaque côté de la fosse iliaque externe, sous les téguments et tout à fait en dehors, on remarque une saillie considérable arrondie, bombée, qui donne aux fesses un diamètre transversal extraordinaire; cette saillie se rencontre dans la ligne de prolongement du corps des fémurs et est formée par le grand trochanter. On s'en assure en imprimant au pied quelques mouvements de rotation; ceux-ci se répètent immédiatement dans la tumeur qui décrit des arcs de cercle assez étendus. Si l'on tourne le pied en dedans, le grand trochanter est ramené en avant et très-écarté en dehors de la crête iliaque; si on le tourne en dehors, mouvement qui s'exécute facilement, le grand trochanter est dirigé en arrière et s'efface ou se rapproche de la ligne médiane. La flexion et l'extension de la cuisse s'exécutent assez aisément; pendant ces mouvements, le grand trochanter peut être abaissé au-dessous du niveau de l'épine iliaque antérieure et supérieure ou élevé presqu'au niveau du milieu de la crête iliaque. La cuisse paraît alors très-courte, tandis que, dans le premier cas, sa brièveté est moins choquante.

Examen anatomique de la luxation à gauche. — La peau enlevée, on incise le grand et le moyen fessiers, qui sont minces, lâches, décolorés et pénétrés de graisse. Le petit fessier est séparé de l'os iliaque par la tête du fémur qu'il entoure complétement; cette dernière jouit d'une très-grande mobilité en raison de la laxité de ses connexions, et on peut l'écarter de près de deux pouces de la fosse iliaque. Une large bourse muqueuse s'est formée entre l'os des îles et le ligament capsulaire du fémur; elle est vaste, onctueuse au toucher et traversée par quelques filaments celluleux qui représentent des cloisons incomplètes; cette bourse se prête à un allongement d'un pouce et demi (ancienne mesure) au moins en différents sens, mais sert surtout aux mouvements d'abduction de la tête fémorale.

Les muscles fixés à l'extrémité supérieure du fémur partagent tous les caractères des fessiers; ils sont pâles, peu volumineux et dans un état apparent de relâchement. Aucun ne paraît avoir subi de raccourcissement notable.

Le ligament capsulaire est resté intact; il est moulé étroitement sur la tête fémorale qu'il embrasse de toute part; il en entoure le col et se porte de là en bas et en avant vers l'os iliaque pour y prendre ses insertions normales; il en résulte qu'il est fortement aplati au-devant de la cavité cotyloïde, et qu'au moment où il se réfléchit sur son bord externe, au niveau de l'épine iliaque antérieure et inférieure, il représente un gros trousseau ligamenteux qui semble au premier aspect plein et solide; mais en fendant la capsule, on voit la face interne, partout lisse et lubrifiée, se continuer de la tête du fémur à la cavité cotyloïde, qui est rétrécie, triangulaire et remplie de synovie; seulement, le rétrécissement du collet, qui correspond au col fémoral, est tel, qu'il est impossible d'y faire passer la tête du fémur, malgré sa petitesse. La face externe de la capsule reçoit de nombreuses fibres ligamenteuses de l'épine iliaque antérieure et inférieure: le tendon réfléchi du muscle crural antérieur se perd dans son épaisseur, et quelques filaments ligamenteux, nés de la fosse iliaque, s'épanouissent sur elle.

Le ligament rond est mince, aplati et fendu dans sa partie moyenne; parallèlement à la direction, il a trois pouces neuf lignes (ancienne mesure) de longueur, et n'offre aucune adhérence dans son trajet; l'une de ses extrémités va s'insérer en se bifurquant, au côté interne de la cavité cotyloïde; l'autre la fixe à la portion saillante de la tête du fémur.

Celle-ci est atrophiée et coudée presqu'à angle droit sur le corps de l'os; la moitié inférieure, portant plus particulièrement sur l'os iliaque, s'est aplatie, et présente une espèce de creux, au-dessous de la moitié supérieure, qui, n'ayant subi aucune pression, n'est pas déformée et constitue une saillie sur laquelle se fixe le ligament rond; partout elle est revêtue de son cartilage diarthrodial, dont la minceur est extrême.

La cavité cotyloïde a la figure d'un triangle dont le grand côté est horizontal et correspond à la

---

1. Mémoire lu à l'Académie des sciences en 1835, par M. Ch. Sédillot.

branche du pubis; il a un pouce trois lignes de long; la profondeur de la cavité est de six lignes, et la hauteur de neuf; elle est garnie d'une surface synoviale intacte et hérissée de petits pelotons graisseux.

Examen anatomique de la luxation du côté droit. — Le côté droit a subi les mêmes déformations que le côté gauche; seulement le ligament rond est trois ou quatre fois plus volumineux; il est aplati, rubané, et divisé longitudinalement dans sa partie moyenne en deux portions, dont l'une a sept lignes de large, et l'autre offre, à peu de chose près, le même diamètre, et est divisée en deux faisceaux dans une étendue de sept à huit lignes.

La portion du ligament capsulaire qui s'étend de l'épine iliaque antérieure et inférieure et de l'échancrure qui la sépare de l'éminence iléo-pectinée à la ligne oblique du petit trochanter, *s'opposait invinciblement à ce qu'on pût ramener la tête de l'os au niveau de la cavité cotyloïde.*

En fendant toute la face antérieure de la capsule jusqu'à la tête du fémur, on découvrit l'ancienne cavité cotyloïde, rétrécie et triangulaire, et l'on pouvait examiner l'espèce de collet ou le rétrécissement qui simulait une bourse, entourant par son fond la tête du fémur, et serrée par son ouverture autour de son col; en portant la tête fémorale directement en bas, puis en avant, on parvenait à la dégager; elle était lisse, revêtue de son cartilage, mais atrophiée, fortement aplatie sur le côté correspondant à l'os iliaque, supportée par un col très-court et ayant entièrement perdu la forme sphérique.

Dimensions du bassin.

		POUC.	LIGN.	
1.	D'une épine iliaque supérieure et antérieure à l'autre	7.	7	= 0.205 mill.
2.	Du milieu d'une crête iliaque au point opposé.	8.	0	= 0.225
3.	Du milieu de la crête iliaque à la marge du détroit abdominal	3.	1	= 0.083
4.	Du milieu de la crête iliaque à la tubérosité sciatique	6.	0	= 0.163

Détroit abdominal.

		POUC.	LIGN.	
5.	Diamètre sacro-pubien	3.	10	= 0.103
6.	Le même diamètre pris du pubis à l'articulation de la 1re pièce du sacrum avec la 2e.	4.	3	= 0.114
7.	Diamètre iliaque	4.	1	= 0.110
8.	Diamètre oblique	3.	11	= 0.106
9.	Circonférence	12.	9	= 0.344

Détroit périnéal.

		POUC.	LIGN.	
10.	Diamètre cocci-pubien	3.	4	= 0.090
11.	Diamètre transversal	5.	0	= 0.135
12.	Diamètre oblique	4.	5	= 0.119
13.	Sommet de l'arcade pubienne	1.	6	= 0.040
14.	Base de l'arcade pubienne	3.	10	= 0.103

Excavation pelvienne.

		POUC.	LIGN.	
15.	Hauteur de la paroi postérieure	4.	8	= 0.128
16.	Hauteur de la paroi antérieure	1.	1	= 0.030
17.	Épaisseur de la jonction du pubis	0.	5	= 0.013
18.	Profondeur de la concavité du sacrum	1.	2	= 0.032
19.	Longueur du coccyx	1.	1	= 0.030
20.	De la concavité du sacrum au-dessous de l'arcade du pubis	4.	3	= 0.115
21.	Du sommet d'une des tubérosités sciatiques à celle du côté opposé	5.	0	= 0.135

Remarques. — Dupuytren, dans un mémoire sur le déplacement congénital du fémur, avait examiné les causes qui pouvaient le déterminer, et après avoir indiqué les maladies dont l'articulation peut être le siége pendant la vie intra-utérine, la position des membres inférieurs chez l'enfant renfermé dans l'utérus, l'absence des cavités cotyloïdes, enfin, les violences auxquelles il est exposé lorsque la mère les subit, était resté dans le doute sur l'action de ces diverses causes, et avait laissé au temps à en décider. Or, M. Sédillot, pensant qu'aucune de ces causes n'était la plus fréquente et que la laxité de l'appareil ligamenteux devait jouer, dans le déplacement en question, un rôle bien plus important, passe en revue les raisons qui militent en faveur de cette opinion ét dont voici la principale : « Il est constaté, dit-il, que chez les sujets atteints de cette affection, les fémurs avaient une limite de déplacement considérable. Ainsi, dans la station, la marche, et toutes les fois, enfin, que les membres inférieurs supportaient le poids du corps, la tête des fémurs remontait vers la crête iliaque, et le raccourcissement de la cuisse était très-marqué; toutes les fois, au contraire, que les malades étaient couchés, on pouvait faire redescendre la tête du fémur vers les cavités cotyloïdes et le raccourcissement était beaucoup moindre, à tel point que Dupuytren fondait son traitement sur cette circonstance, que pour empêcher les fémurs de remonter ainsi, et pour leur donner en même temps un point d'appui, il conseillait l'usage d'une ceinture passée autour du bassin, soutenue par des sous-cuisses, et offrant des pelotes latérales destinées à assujétir la tête du fémur. Or, pour que le déplacement ait pu jouer, dans une étendue aussi grande de haut en bas, chez des individus atteints de luxation congénitale, il fallait nécessairement que les ligaments eussent acquis un allongement considérable; et s'il est vrai que, dans tous les cas où la capsule articulaire est rompue, il se forme une nouvelle articulation, qui maintient la tête des fémurs, et s'oppose à de nouveaux déplacements en dehors des limites de la mobilité normale, il faudra nécessairement en conclure, que, chez les sujets vus par Dupuytren, comme dans l'observation dont il s'agit ici, les luxations étaient dues au relâchement de l'appareil ligamenteux, que cette espèce de luxation n'est peut-être pas aussi rare que pourrait le faire supposer l'absence de pièces probantes, et qu'elle doit *presque toujours être congénitale;* ce relâchement de l'appareil ligamenteux, invoqué par M. Sédillot, comme cause de déplacement et par conséquent de luxation, me semble cependant ne survenir que secondairement, c'est-à-dire dans le cas où les individus atteints de luxation congénitale, marchent et s'exposent à des mouvements; on conçoit très-bien alors, que la capsule fibreuse de l'articulation, que le ligament grêle, soient tiraillés, allongés, et permettent à la tête du fémur de glisser sur la surface externe de l'os des iles et de s'éloigner, par conséquent, de la cavité cotyloïde; mais que la sortie de l'os, dans les tout premiers temps du déplacement, reconnaisse *uniquement* comme cause, le relâchement de l'appareil ligamenteux, cela me parait plus difficile à admettre, et même, en l'admettant, il faudrait toujours faire intervenir une autre cause de déplacement congénital, le relâchement de l'appareil ligamenteux ne pouvant jamais être que cause prédisposante.

Ces autres causes, Breschet les recherche et les place dans le non-développement des surfaces articulaires, et M. Capuron, dans les manœuvres imprudentes pendant l'accouchement. A son tour, M. Cruveilhier rattache ce déplacement et le fait provenir d'une compression latérale du bassin, par suite de laquelle les deux pubis, se touchant par leur surface postérieure devenue interne, les deux épines sciatiques contiguës, auraient déterminé l'effacement des cavités cotyloïdes et, par suite, le déplacement du fémur. C'est dans l'arc-boutant des pieds du fœtus contre le menton que ce savant anatomiste place la cause première de la déformation; ce qui d'abord n'était que présomption est devenu certitude pour lui, depuis qu'il a eu occasion d'observer un fait dans lequel un enfant affecté de double pied-bot par arc-boutement des pieds sous le menton (?) a présenté un bassin dont les os coxaux se touchaient par l'extrémité postérieure des crêtes iliaques; le sacrum a été refoulé en avant et en haut, au point que le coccyx répondait à l'endroit où doit se trouver la deuxième pièce du sacrum. Ce mécanisme me semble cependant difficile à admettre; je comprendrais bien que, par suite d'une compression latérale du bassin, la tête du fémur vienne à être expulsée de sa cavité cotyloïde, mais je cherche en vain une cause fondée de cette compression, tout comme j'ai peine à concevoir l'arc-boutement *continuel* des pieds du fœtus contre son menton, surface-orbe, au point de produire la luxation.

M. Jules Guérin a dû nécessairement intervenir aussi dans la question; d'*après lui,* les luxations congénitales sont le résultat de la rétraction musculaire primitive, active, considérée dans ses différents modes et degrés; il fait remonter la première origine de ces déplacements à une lésion du système nerveux, suivie plus tard de la rétraction musculaire; leur marche et leur développement se trouvent soumis, dit-il, aux mêmes causes auxiliaires que le pied-bot, la déviation de l'épine, etc., à l'arrêt de développement des muscles rétractés, à la contraction physiologique et à l'action verticale de la pesanteur. Ces luxations, dit ce savant orthopédiste, sont rarement complètes avant trois ou quatre ans. Les surfaces articulaires subissent d'abord, avec une rapidité variable, un déplacement, qui ne dépasse pas ordinairement, pendant la durée d'une vie fœtale, le champ d'une *subluxation,* et ce n'est que plus tard, sous l'influence des causes complémentaires, et d'une manière graduelle, que la luxation devient complète.

Le savant anatomiste hollandais Vrolik révoque fortement en doute l'action de cause ou de violence externe, quant à la production du déplacement; il a pu élucider cette question par l'examen anatomique fait scrupuleusement, d'un fœtus de sept mois, atteint d'une luxation de ce genre. Il a trouvé, dans le cas observé, qu'il n'existait point d'articulation coxo-fémorale; la conformation des os lui a fait reconnaitre de plus, un véritable arrêt de développement; l'absence d'une cavité cotyloïde explique, selon lui, la difformité de la tête et du col du fémur, car sans cavité articulaire, dit-il, point de ligament grêle et point de vaisseaux nourriciers de l'os; ces parties, incomplétement nourries, ne peuvent que se développer incomplétement; la jambe du côté luxé présentait une tout autre conformation que celle du côté sain, et le bassin offrait les caractères propres aux individus atteints de luxation congénitale.

Quoi qu'il en soit de ces différentes opinions émises au sujet de la première origine du déplacement congénital en question, elles s'accordaient assez pour admettre comme condition de son apparition, un mode anormal de développement embryonnaire, une disposition particulière, comme relâchement de la jointure iléo-fémorale, et une action musculaire tendant à déplacer le levier une fois qu'il a perdu ses rapports naturels. La simultanéité, je dirai même la symétrie du désordre, l'altération constante de l'articulation et la position irrégulière du fémur, autorisent à envisager ainsi le mécanisme primitif de la luxation congénitale de cet os.

Quant au progrès ultérieur du déplacement, celui-ci se trouve très-bien indiqué dans le travail de M. Sédillot : « La luxation une fois produite, dit mon honorable collègue, le déplacement continuera à s'opérer successivement, et l'effet de la marche, lorsque l'enfant commence à s'y exercer, doit puissamment contribuer à ce résultat; plus la tête de l'os s'éloignera de la cavité cotyloïde, plus la capsule allongée tendra à se mouler sur elle; elle en embrassera entièrement la surface, et étant pressée contre le rebord osseux cotyloïdien, elle s'aplatira et prendra la forme d'une espèce de corde, ou mieux, d'un épais trousseau ligamenteux, en passant au-dessous de l'épine iliaque antérieure et inférieure. Ce trousseau fibreux dépendra du rapprochement des parois de la capsule, qui se sont mises dans un contact plus ou moins intime, sans contracter d'adhérence, de sorte que la continuité de la cavité séreuse étendue de la surface cotyloïdienne à la tête fémorale ne sera pas interrompue; elle représentera un canal renflé à ses deux extrémités, dont l'une sera due à la cavité cotyloïde et l'autre à la saillie de la tête du fémur; dans toute sa longueur, elle sera parcourue par le ligament rond, qui, pressé dans les mouvements d'adduction, entre les surfaces osseuses, s'aplatira et tendra à se réduire en filaments longitudinaux; c'est ce que constate de la manière la plus évidente la pièce décrite et figurée. » (Voy. la planche 1re.) Comme effet produit plus tard sur la conformation du bassin, surtout par les luxations fémorales anciennes, il importe de signaler, dit M. Sédillot, les déformations suivantes : les côtés du grand bassin (les fosses iliaques) sont rapprochés de la ligne médiane, et les ischions sont tirés en dehors par le déplacement des fémurs entraînant les muscles écartés de la ligne médiane. Quant au mécanisme de la formation des nouvelles cavités articulaires à la suite de luxations congénitales du fémur par relâchement de l'appareil ligamenteux, voici les conclusions auxquelles est arrivé mon honorable collègue : 1° Des adhérences s'établissent entre les points de rencontre ou d'appui de la tête du fémur sur l'os iliaque; 2° ces adhérences disparaissent par résorption, sous l'influence de la pression; 3° le muscle petit-fessier contribue à renforcer le nouveau ligament capsulaire; 4° des dépôts calcaires se forment sur les rebords de la cavité produite par la pression de la tête du fémur, et représentent assez régulièrement les rebords normaux de la cavité cotyloïde. Les deux cavités, l'ancienne et la nouvelle, communiquent toujours ensemble et ont une synoviale commune. Le relâchement simple du ligament capsulaire n'est donc qu'un des premiers degrés des transformations qui doivent se produire ultérieurement et l'excavation de l'os iliaque en forme de cotyle, au point de contact de la tête du fémur, en est le dernier degré. — Cas où toute réduction est impossible.

Traitement de la luxation congénitale du fémur. — Les indications sembleraient, au premier abord, faciles à remplir : faire rentrer la tête du fémur dans sa cavité articulaire et l'y maintenir réduite. Mais ici, à l'opposé des luxations accidentelles, l'on a à lutter contre de grands obstacles; la difficulté du diagnostic, les altérations de l'appareil articulaire, la disproportion entre la tête de l'os et la cavité correspondante, constituent autant de causes d'irréductibilité, ce qui a fait dire déjà à Dupuytren, que l'on se consolerait aisément de ne pas connaître la cause de ces déplacements, si l'on connaissait les moyens de les faire cesser. En supposant, ajoute-t-il, que par des tractions lentes sur les membres inférieurs, on peut les ramener à leur longueur, n'est-il pas évident que la tête du fémur ne trouvant aucune cavité disposée pour la recevoir et capable de la retenir, le membre perdrait, dès qu'on l'abandonnerait à lui-même, la longueur qu'on lui aurait rendu par l'extension.

La chirurgie de nos jours, et surtout les progrès de l'orthopédie, ont cherché à infirmer le jugement porté par l'illustre chirurgien de l'Hôtel-Dieu, sur la possibilité de réduction des luxations congénitales. Après de nombreux essais, M. Humbert (de Morlaix) est parvenu, dit-il, à réduire pour la première fois (en 1829) une luxation congénitale double des deux cuisses, et il ajoute qu'à dater de cette époque un grand nombre (?) de malades atteints de cette affection, sont sortis guéris de son établissement; la nouvelle méthode de M. Humbert, consistant dans l'extension continue, a été regardée par lui comme une véritable découverte utile à l'humanité!

M. Pravaz, de Lyon, si favorablement connu par ses travaux d'organo-plastie, réclame avec raison sa part dans les avantages accordés à ce nouveau mode de traitement (l'extension continue), en invoquant l'emploi des moyens mécaniques, gymnastiques et physiologiques, pour la coaptation graduelle des organes disjoints, et pour l'agrandissement successif de la cavité cotyloïde rudimentaire; et comme pouvant favoriser aussi la rétraction lente des ligaments distendus, ainsi que le développement normal de la force contractile des muscles passés à l'état fibreux ou graisseux. Rejetant comme inutile, peut-être même comme nuisible, la myotomie sous-cutanée, proposée par M. JULES GUÉRIN, M. PRAVAZ n'a cependant pas la prétention de faire disparaître, par sa méthode, toute trace de l'infirmité native; il convient même qu'il est des cas qui ne laissent aucune espérance de guérison, et M. GERDY, dans un rapport sur les communications faites à l'Académie de médecine, par M. PRAVAZ, résume ainsi qu'il suit les observations recueillies à ce sujet : 1° Les luxations congénitales du fémur présentent une conformation organique qui *n'exclut pas* la réduction; 2° la résistance des parties molles peut être vaincue par l'extension longtemps continuée; 3° puisque la tête du fémur se creuse une cavité anormale sur l'os des iles par la prolongation de son contact, dans les anciennes luxations, à plus forte raison pourra-t-elle se creuser la cavité cotyloïde dans sa position normale ou l'agrandir, ce qui fournit alors la base d'une articulation solide; la réduction des luxations congénitales offre donc des chances de succès. Plus tard, l'ouvrage de l'orthopédiste distingué de Lyon, présenté au concours pour le prix de médecine et de chirurgie à décerner pour l'année 1846, ayant remporté la palme, il convient de placer, à côté des éloges justement mérités, la restriction que les commissaires ont cru devoir exprimer au sujet des succès annoncés par M. PRAVAZ. Le rapporteur de la commission, M. LALLEMAND, s'exprime ainsi : « Rien d'aussi complet n'avait encore été publié sur les luxations congénitales du fémur, et la science est bien certainement redevable à l'auteur d'un véritable progrès, s'il avait pu donner à ses observations de guérison, le même degré de précision et de rigueur qu'à tout le reste, son œuvre ne laisserait que peu de choses à désirer. Mais comment avoir la certitude que la tête du fémur a bien réellement repris sa position dans la cavité cotyloïde et s'y est *recreusé* sa place? L'expérience du passé semble indiquer que la *dissection* des parties peut seule mettre à l'abri de toute illusion à cet égard. Sans doute, il n'a pas dépendu de l'auteur d'acquérir cette preuve *complète*, et probablement elle se fera longtemps attendre; car ces traitements sont peu communs, et les occasions d'en observer les résultats après la mort sont encore plus rares; mais cette lacune *laisse encore quelques doutes* dans les convictions de votre commission sur la *réalité* des réductions annoncées. »

Je dois ajouter qu'il m'en reste encore beaucoup plus sur le maintien du fémur dans la cavité cotyloïde, après la réduction.

Le rapporteur termine ainsi : « Comme, cependant, il résulte incontestablement des observations du docteur PRAVAZ, que de graves difformités, produites par des luxations congéniales, ont été considérablement diminuées, et d'une manière permanente, par les procédés employés par l'auteur, votre commission pense que de pareils succès sont très-importants pour l'humanité et vous propose de décerner une récompense à M. PRAVAZ.

M. JULES GUÉRIN a fourni, lui aussi, son contingent aux travaux et aux succès orthopédiques dans la question de la luxation congénitale du fémur. C'est sous le point de vue de la rétraction musculaire surtout, que ce chirurgien distingué a envisagé l'histoire de la maladie qui nous occupe; lui aussi a soumis au jugement d'une commission chargée d'apprécier les traitements orthopédiques, les résultats qu'il avait obtenus et dans le rapport fait par M. ORFILA, président de la commission composée de MM. BLANDIN, DUBOIS, JOBERT, LOUIS, ROBERT et RAYER, il est dit : « Si les cinq cas de luxation congénitale *ne suffisent pas*, pour établir d'une manière irrécusable les vues étiologiques qui rattachent, dans la théorie de M. JULES GUÉRIN, cette difformité à toutes celles qui sont le produit de la rétraction musculaire, ces cas sont plutôt favorables que contraires à cette doctrine. Quant à l'efficacité des méthodes de traitement, nul doute que les résultats obtenus, rapprochés surtout de ceux qui existaient déjà dans la science, ne témoignent de la manière la plus positive en faveur de ces méthodes. Il est à remarquer, d'ailleurs, que les améliorations d'un genre tout particulier et consistant dans un ordre de faits entièrement nouveaux, obtenus dans les deux premiers cas, ouvrent à l'art des ressources sur lesquelles il n'avait pas compté jusqu'ici. »

Ces éloges justement mérités s'appliquent avant tout à la rétraction musculaire, comme cause de la luxation congénitale du fémur, et à la nouvelle application de la myotomie sous-cutanée. Mais mon honorable collègue et ami sera le premier à reconnaître aussi que les difficultés qui s'opposent non-seulement à la réduction, mais au maintien du membre dans sa rectitude naturelle, sont très-grandes, car dans les trois premières observations citées et qui seules sont complètes, la luxation s'est reproduite dans toutes; il y a eu *développement probable* d'une articulation nouvelle dans l'une d'elles, ou déplacement avec raccourcissement dans l'autre, et guérison définitive *probable*, après une troisième réduction dans la dernière.

On voit donc que la grande difficulté de la réduction et la reproduction si fréquente de la luxation, dépendent avant tout de l'absence de conditions organiques convenables entre la cavité cotyloïde et la tête du fémur. Le défaut de proportion entre les éléments essentiels de l'appareil articulaire, surtout le rétrécissement de la cavité cotyloïde et l'agrandissement, la déformation de la tête du fémur, sont des causes qui rendront toujours la réduction extrêmement difficile, sinon impossible. La tête du fémur, amenée par des extensions longtemps continuées, sur le rebord de la cavité cotyloïde, peut bien faire disparaître le raccourcissement du membre, et les appareils contentifs parviendront aussi à la maintenir dans cette position; mais lorsque les rapports nécessaires viennent à manquer, que le membre est abandonné à lui-même, le déplacement reparait dans la plupart des cas, même malgré la section sous-cutanée des muscles.

D'accord donc avec mon honoré collègue Sédillot, je crois que l'on est en demeure de pouvoir indiquer les limites de la *possibilité* et de l'*impossibilité* dans la réduction des luxations congénitales. C'est ainsi qu'il cite dans son Mémoire, l'histoire d'une luxation, rencontrée sur une jeune fille, avec possibilité de réduction, par un mécanisme particulier. M. Sédillot croit devoir invoquer ce fait pour justifier l'assertion d'être le premier qui ait démontré anatomiquement la facilité et la possibilité de ces réductions. M. Sédillot ajoute « que les conditions favorables à la réduction et à son maintien, consistent donc dans la persistance d'une certaine étendue de la cavité cotyloïde, dans la forme conique que contracte parfois la tête du fémur, et dans l'intégrité du cartilage d'incrustation de cette éminence osseuse. Dans ce cas, la réduction étant opérée, c'est-à-dire, l'extrémité de l'os étant portée par l'extension, au niveau de l'acétabulum, au point de pouvoir s'engager toujours de plus en plus dans sa cavité, l'appareil musculaire, servant de renfort à la capsule fibreuse, doit contribuer à rétablir les rapports naturels de la jointure et s'opposer à un déplacement consécutif, à la reproduction de la luxation.

L'impossibilité de la réduction trouve ses raisons dans une déformation plus ou moins considérable de tout le domaine de l'articulation, dans le rétrécissement le plus souvent triangulaire de la cavité articulaire, dans l'aplatissement de la tête du fémur, dans l'absence ou l'usure partielle du cartilage revêtant la tête de l'os, et dans les adhérences fibreuses ou osseuses accidentellement établies entre le fémur et la surface externe de l'os des iles.

Entre ces deux points extrêmes, du possible et de l'impossible, vient se placer maintenant toute la série des cas intermédiaires dans lesquels la réduction devient d'une *excessive difficulté*, et où, malgré les soins les mieux entendus et les méthodes les plus ingénieuses, le déplacement se reproduit presque constamment. M. Levieux avait donc raison de dire : « Quand une expérience de longues années sera venue sanctionner ce que la théorie autorise à tenter, on verra que, dans la plupart des réductions essayées et même déjà obtenues, il y a de nombreux mécomptes; et viendra un jour, peut-être, où le traitement curatif de ce genre de difformité ne sera jamais entrepris qu'avec la certitude préalable qu'on va agir sur une articulation dont les divers éléments n'ont encore subi que des changements *directs* ou primitifs. N'y aurait-il pas, du reste, imprudence et même danger grave à tenter toute sorte de réduction, quand on a sous les yeux l'infinie variété de changements *indirects* que peuvent subir les articulations affectées de ce genre de difformité, et qu'on sait surtout l'impossibilité absolue dans laquelle on est presque toujours, de juger par les caractères extérieurs, de quelle nature sont ces changements, et à quel degré ils sont arrivés. »

Un cas analogue à celui dont la description précède m'a été communiqué par M. le docteur Blumhardt, de Stuttgart. Cet honoré confrère a eu l'obligeance de me confier la pièce, et j'en ai fait faire un dessin exact. (Voy. pl. II, contenant les détails anatomiques du fœtus monopode.[1])

On distingue dans cette luxation congénitale, qui n'existait que d'un côté seulement : 1° l'allongement de la capsule fibreuse de l'articulation; 2° une déformation marquée de la tête du fémur devenue conique; 3° un rétrécissement notable de la cavité cotyloïde; 4° une usure superficielle de la fosse iliaque externe, sans autre trace d'altération organique.

Voici les détails qui m'ont été transmis au sujet de l'origine et du diagnostic de cette maladie :

Luxation congénitale observée chez un enfant de neuf ans.

La pièce provient d'une petite fille née de parents très-sains. La mère, qui était accouchée déjà plusieurs fois assez vite et toujours heureusement, fit une chute sur la glace, étant enceinte de l'enfant qui fait le sujet de cette observation, sans éprouver toutefois d'accident. Quand arriva l'époque de la parturition, cette fonction s'accomplit très-rapidement; à l'aide de quelques contractions utérines, le fœtus parut si vite au dehors, que la sage-femme eut à peine le temps d'arriver, pour faire la section du cordon ombilical. On ne distingua d'abord chez cet enfant aucune difformité, ni à sa naissance, ni dans le cou-

---

1. Description de deux fœtus monstres dont l'un acéphale et l'autre monopode. Grand in-fol. Strasbourg. 1862.

rant de la première année; ce ne fut qu'à l'âge de dix-huit mois, époque à laquelle il commençait à marcher, que la mère s'aperçut de sa démarche incertaine et vacillante; on s'assura alors qu'il y avait un raccourcissement de l'extrémité inférieure gauche. Ce raccourcissement allait toujours en augmentant, au point que, peu de temps avant de mourir, cet enfant ne pouvait plus atteindre le sol qu'avec la pointe du pied. Chétive et peu développée, cette petite fille succomba, à l'âge de neuf ans, à la phthisie pulmonaire, sans que jamais travail inflammatoire ou de suppuration se fût manifesté à l'articulation iléo-fémorale du membre raccourci.

A l'autopsie cadavérique, M. le docteur BLUMHARDT trouva les muscles entourant la jointure, dans l'état déjà signalé par DUPUYTREN. Le membre inférieur gauche, comparé à celui du côté sain, présenta un raccourcissement de 2 pouces 1 ligne, auquel contribuait, pour un demi-pouce à peu près, le bassin devenu oblique; il est résulté de là que la diminution réelle de la longueur du membre était d'un pouce et demi, et qu'en exerçant une traction modérée sur le pied, on pouvait la réduire encore à un pouce.

En ouvrant la capsule articulaire, on ne put découvrir aucune trace de ligament grêle du fémur; la cavité cotyloïde, peu spacieuse, aplatie et enduite de cartilage seulement à sa partie supérieure, était entourée de son bourrelet fibro-cartilagineux, mais desséché et aplati; la capsule fibreuse, très-relâchée, était garnie à sa surface interne d'une couche quasi-cartilagineuse, brillante. Elle enveloppe, sous forme de poche allongée, le col et la tête du fémur; cette dernière était appliquée sur le milieu de la surface externe de l'os des iles; le muscle petit-fessier fortement tendu, servant de renforcement au ligament capsulaire, semblait s'opposer au déplacement ultérieur de la tête du fémur. On ne distingue, à l'os iliaque, aucune trace de formation de cavité articulaire nouvelle.

J'ai à regretter que dans cette observation, qui m'a été communiquée, il ne m'ait pas été donné de constater quelles étaient les conditions de la réductibilité de cette luxation congénitale et dans quelle situation on devait placer le membre pour faire rentrer la tête du fémur dans la cavité cotyloïde. Ces détails ont paru à mon honorable collègue SÉDILLOT avec lequel j'en ai conféré, de la plus grande importance pour les essais de réduction à tenter dans de pareilles circonstances.

Je fais suivre ici, pour terme de comparaison aux descriptions qui précèdent, celle d'un

Bassin de femme, irrégulier avec fausse articulation iléo-fémorale des deux côtés; atrophie des os.

(Voy. Pl. II, catalogue du Musée d'anatomie, n° 386.)

Ce bassin, très-irrégulier, retiré d'un cadavre de femme, dont l'origine était inconnue, et sur le compte duquel on n'a pu se procurer aucun renseignement, parait avoir appartenu à un sujet affecté en même temps de déviation de la colonne vertébrale, à en juger par la position et la mauvaise direction des deux dernières vertèbres lombaires, restées fixées au sacrum. Ces deux vertèbres sont tordues sur leur axe, de droite à gauche, surtout la quatrième. A différents endroits de la jonction du corps de ces os avec le fibro-cartilage interposé, on voit des masses osseuses accidentellement développées et à consistance éburnée unir intimement la quatrième vertèbre à la cinquième et celle-ci au sacrum; par suite de cette conformation, l'angle sacro-vertébral présente une saillie considérable vers le côté gauche. Toute la moitié du bassin de ce même côté est comme refoulée en haut, au point que placée sur un plan horizontal, la tubérosité sciatique gauche est écartée considérablement de ce plan, en même temps que la crête de l'os des iles correspondante, égale le niveau de la face supérieure de la quatrième vertèbre lombaire. Des deux côtés, les os des hanches ont une direction presque perpendiculaire, les épines antérieures et supérieures sont dirigées en avant, et les fosses iliaques internes sont très-excoriées, surtout la gauche.

La substance dite compacte de tout ce bassin n'est formée que par une lame osseuse très-mince, structure que partagent également les deux dernières vertèbres lombaires. Les os pubis surtout et la branche ascendante des deux ischions sont conformés de même; toute la circonférence du trou souspubien, de forme triangulaire, offre un bord très-tranchant; la portion spongieuse de tous ces os, très-rare elle-même, ne jouit d'une épaisseur appréciable qu'aux régions cotyloïdiennes et aux tubérosités sciatiques.

L'entrée du petit bassin, détroit abdominal, a une forme parfaitement ovale, dans le sens du diamètre iliaque; la saillie du promontoire cependant vient rétrécir à gauche les dimensions de ce détroit supérieur, dont voici les mesures :

 Diamètre sacro-pubien 0.087ᵐᵐ

 Diamètres obliques 0.135

Celles du détroit inférieur sont :

Diamètre coccipubien 0.055
Diamètre bi-ischiatique 0.155

Le détroit périnéal, comme on le voit (voy. pl. II), extrêmement étendu, vu l'écartement des tubérosités sciatiques, a dû nécessairement s'agrandir ainsi par suite de la pression bilatérale que subissait le bassin par le déplacement de la tête du fémur et, peut-être, par la rétraction des muscles qui fixent cet os au pelvis.

Le poids extrêmement léger de ce bassin indique évidemment un défaut de nutrition, véritable atrophie qui ne me semble pas tenir purement et simplement à la luxation des fémurs et à l'influence de ce déplacement sur tout l'appareil osseux pelvien, mais bien aussi à des causes générales s'opposant au développement normal des os, ou favorisant les altérations de forme et de structure indiquées.

Région cotyloïdienne gauche. — La cavité primitive, irrégulièrement triangulaire, réduite à une fosse peu spacieuse, peu profonde, est encore garnie dans son fond, après la macération du bassin, d'une substance adipo-celluleuse, qui, lorsqu'on l'enlève, laisse à nu une lame osseuse mince et transparente, constituant le fond du cotyle (voy. la figure); elle est surmontée, à son bord externe et supérieur, d'une seconde cavité articulaire, très-régulière, spacieuse, lisse dans presque toute son étendue, et paraissant avoir été tapissée d'une couche cartilagineuse mince. La surface externe de cette cavité forme, dans sa moitié supérieure surtout, une véritable voûte, se détachant de la surface externe de l'os des iles, et se prolongeant en dehors pour se terminer en un rebord libre à l'entour duquel se fixait très-probablement la capsule articulaire; il n'y a point de surface continue entre l'ancienne et la nouvelle cavité de l'articulation; cette dernière, au contraire, est toute isolée, toute indépendante et séparée de la première au moyen du rebord osseux saillant, faisant partie de la circonférence du nouveau cotyle. La substance de ce rebord dans toute son étendue, ainsi que celle de toute cette nouvelle voûte osseuse, est d'une consistance beaucoup plus ferme que le reste du tissu osseux du bassin; elle approche même de la substance éburnée. L'extérieur de cette voûte est garni encore de nombreuses aspérités, auxquelles viennent s'implanter des prolongements fibreux destinés probablement à fixer, d'une manière plus solide encore, la capsule à l'os. Cette nouvelle cavité articulaire se moule exactement sur la tête du fémur, qui y est reçue en totalité. Cette tête n'est point parfaitement sphérique; légèrement aplatie, comme comprimée sur son col, elle n'offre plus que de légères traces de l'insertion du ligament grêle, et présente, dans l'étendue de sa circonférence, un rebord irrégulièrement frangé; encroûtée de son cartilage articulaire, elle remplit exactement la nouvelle cavité dans laquelle elle se meut avec la plus grande facilité et dans tous les sens. Le col de l'os est plus court que d'ordinaire et s'implante moins obliquement que de coutume sur l'extrémité supérieure du fémur. Il résulte de cette disposition que le grand trochanter est presque de niveau avec la tête de l'os, et que le petit est très-rapproché de son homonyme.

Le corps du fémur affecte une cambrure très-marquée en avant et ne ressemble pas mal, quant à sa conformation et sa direction générales, à ces os des extrémités inférieures, atteints primitivement de rachitisme.

Région cotyloïdienne droite. — Ici la cavité articulaire primitive est plus effacée encore que du côté gauche; elle est peu profonde, a une forme triangulaire et se trouve remplie en partie de substance cellulo-graisseuse desséchée. Vers la partie postérieure, le bord de cette cavité, très-irrégulièrement déprimé, se continue avec une surface lisse, encroûtée d'un cartilage; cette surface est surmontée, à son tour, d'un autre plan osseux, se détachant de la fosse iliaque externe, à la partie inférieure. Ces deux surfaces articulaires nouvelles sont séparées l'une de l'autre par une petite gouttière irrégulière, percée çà et là d'ouvertures pour le passage de vaisseaux et pour l'attache du tissu fibreux; il est à remarquer que la facette supérieure, tout à fait plane et circulaire, est garnie d'un rebord tranchant dans les deux huitièmes de sa circonférence, et que c'est en dehors de cette ligne qu'ont dû s'insérer les tissus remplaçant la capsule fibreuse en la fortifiant; une légère excavation, enfin, se voit au bord supérieur de cette facette; elle se trouve bornée par la ligne qui descend de l'épine antérieure et supérieure de l'os des iles vers l'épine inférieure et le renflement osseux de la branche horizontale du pubis placé au-dessus de la cavité cotyloïde primitive.

Tout cet appareil articulaire, quant à ce qui concerne la part qu'y prend le bassin, diffère totalement de ce que nous avons vu du côté gauche; en effet, de nouvelles surfaces se sont formées, mais elles sont très-irrégulières, quant à leur ensemble, et il y a absence incomplète de voûte destée à recevoir le fémur. Aussi la tête de cet os est tout autrement conformée que celle du côté gauche; elle est conique, déprimée latéralement et garnie d'aspérités plus ou moins saillantes, surtout à son côté interne; c'est là aussi que la surface articulaire, transformée en partie en substance éburnée, semble avoir eu des rapports plus intimes avec le voisinage du cotyle, et que le frottement continuel des deux surfaces correspondantes a favorisé l'altération de texture en question, ou plutôt la production du nouveau tissu. Le col de l'os a sa longueur et son obliquité normales; le petit trochanter seul est déformé. La surface de son sommet est aplatie, allongée de haut en bas et garnie de pointes osseuses à ses deux extrémités. Cette surface s'applique assez bien contre la saillie, que fait en arrière la région cotyloïdienne correspondant à l'os ischion. Le fémur, vers sa diaphyse, est cambré en avant comme celui du côté gauche. Les deux os de la cuisse sont très-légers; leur cavité est très-spacieuse, aux dépens de la substance compacte, et leurs extrémités articulaires, surtout, sont dans un état d'altération de texture manifeste.

En comparant ce bassin à celui dont notre collègue Sédillot a enrichi le Musée, j'y trouve bien une analogie, quant à la forme de l'arcade pubienne et à l'écartement considérable des tubérosités sciatiques, comme résultat ou effet du déplacement et de la pression des fémurs; mais il existe cependant entre ces deux bassins une *différence remarquable*, tant sous le rapport de l'altération organique des os que sous celui de la conformation des cavités accidentelles nouvelles. Dans les cas de luxation congénitale, parvenus à ma connaissance, les os du bassin m'avaient semblé avoir conservé davantage leurs propriétés normales quant à leur structure et à leur consistance, et l'appareil articulaire seul est devenu le siége de changements de rapports plus ou moins importants. La nature ne m'a point paru, dans ce dernier cas, avoir employé les mêmes ressources pour la formation de cavités articulaires nouvelles, destinées à recevoir la tête du fémur chassée de son domicile normal, que lors des luxations spontanées non congénitales. Les nombreux exemples de *fausse articulation*, survenue à la suite de déplacement de ce dernier genre, et que j'ai eu occasion d'étudier, m'ont convaincu qu'il existait évidemment quelque altération de structure osseuse comme prédisposition du désordre articulaire, et il y a tout lieu de croire que cet état morbide des os favorise le développement de végétations, d'incrustations et, en général, de formations osseuses nouvelles, propres à remplacer la cavité cotyloïde plus ou moins oblitérée.

Comme conclusion de tout ce qui précède, je transcris ici les résultats auxquels est arrivé M. Sédillot pour établir le diagnostic différentiel des luxations: 1° congénitales, 2° spontanées et 3° traumatiques.

1° Les luxations congénitales ont pour caractère anatomo-pathologique: a) le relâchement de l'appareil ligamenteux; b) la mobilité de la tête fémorale, qui permet au membre inférieur de subir d'assez grandes variations de longueur et d'être porté dans tous les sens et particulièrement dans l'adduction et l'abduction; c) l'atrophie de la tête du fémur et de la cavité cotyloïde avec persistance des cartilages articulaires, de la synoviale et des ligaments.

2° Les luxations spontanées, organiques ou pathologiques, ne présentent pas une pareille mobilité. Le raccourcissement est permanent et la longueur du membre ne varie pas. La tête du fémur et la cavité cotyloïde sont déformées, attirées et partiellement détruites par la carie. Les rapports ligamentaux très-serrés et les surfaces osseuses, souvent éburnées, offrent des surfaces réciproques fort larges en raison de l'aplatissement des os en contact. Les téguments présentent des traces d'anciens trajets fistuleux.

3° Les luxations traumatiques offrent toujours une nouvelle articulation formée sur le point de l'os iliaque où la tête fémorale a été entraînée. Une nouvelle capsule ligamenteuse remplace l'ancienne, là où cette dernière a été rompue. La tête du fémur est peu altérée; les mouvements sont très-limités; les téguments sont sains comme dans les luxations congénitales.

Ces caractères principaux ne sont pas, à la vérité, toujours aussi distincts; mais on a cru devoir les indiquer dans leurs manifestations les plus tranchées, pour en mieux faire saisir les différences.

LUXATION CONGÉNITALE DES DEUX FÉMURS,

en haut et en dehors,
par relâchement de l'appareil ligamenteux.

Observation recueillie par Mʳ Sédillot.

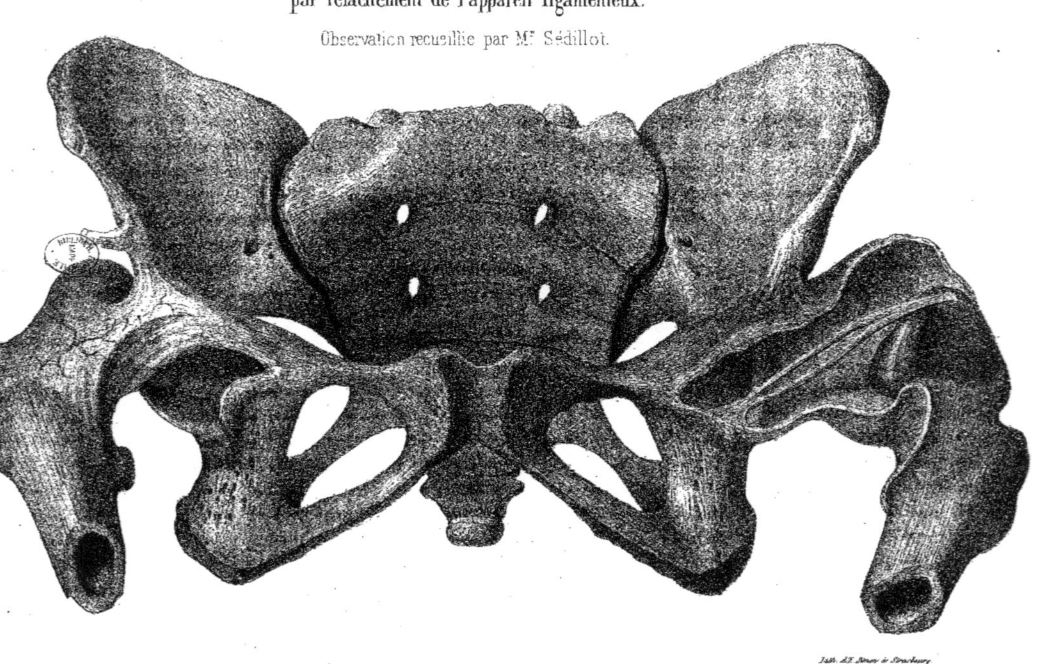

La pièce est déposée au Musée d'Anatomie
sous le Nᵒ 568ᵃ

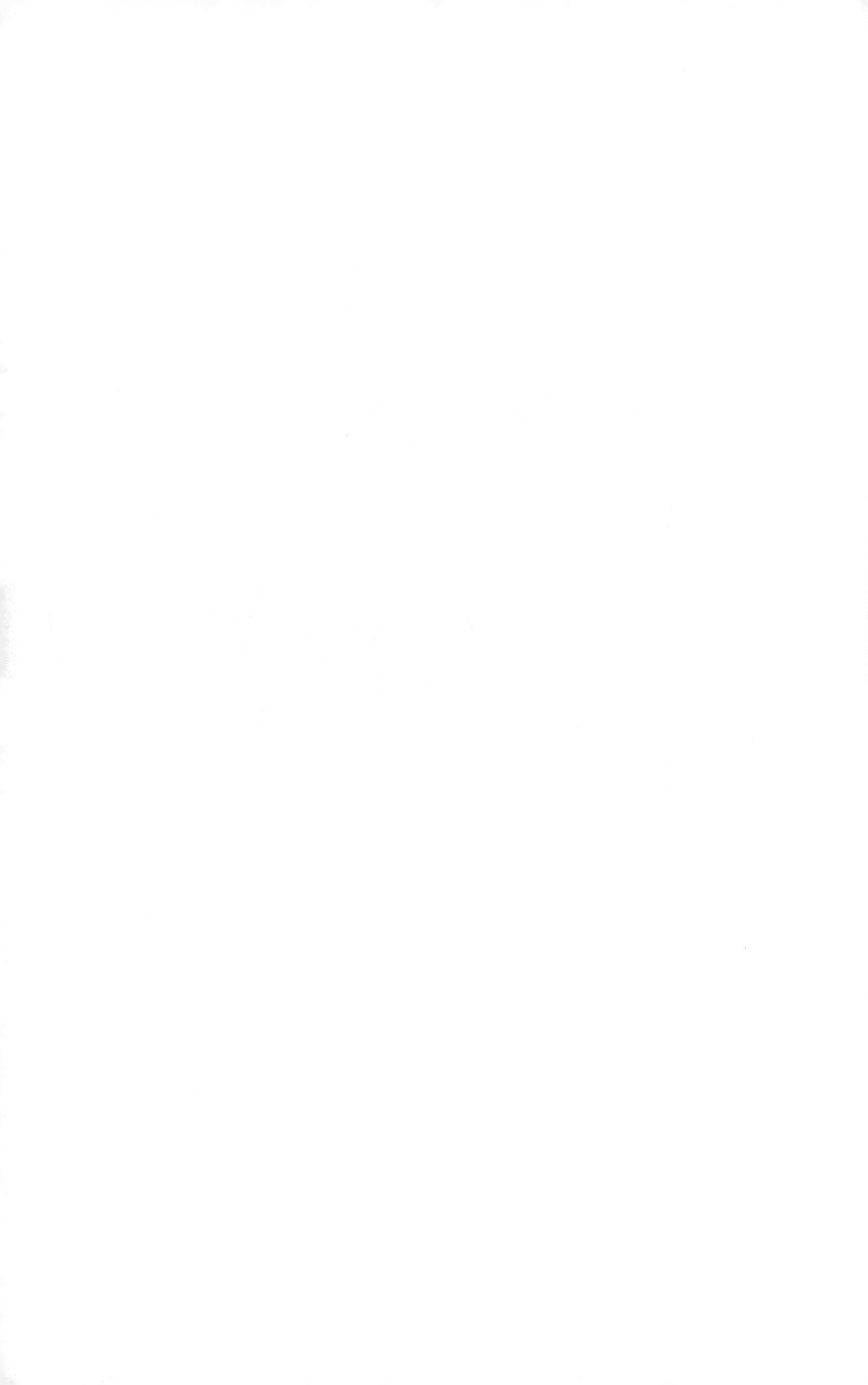

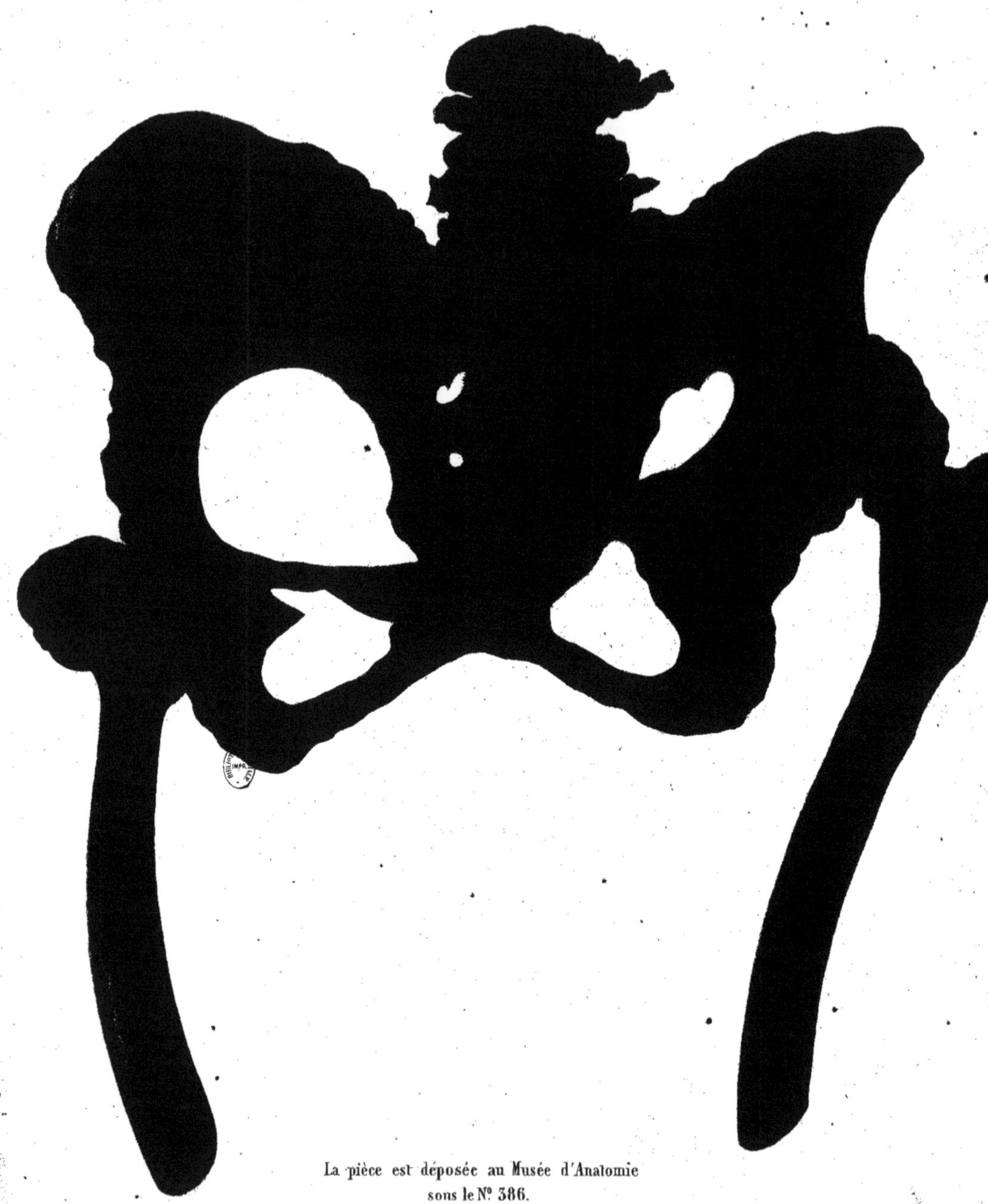

La pièce est déposée au Musée d'Anatomie
sous le N.º 386.

OSTÉOPHYTE GÉLATINEUX

DE L'OMOPLATE ET DE L'HUMÉRUS.

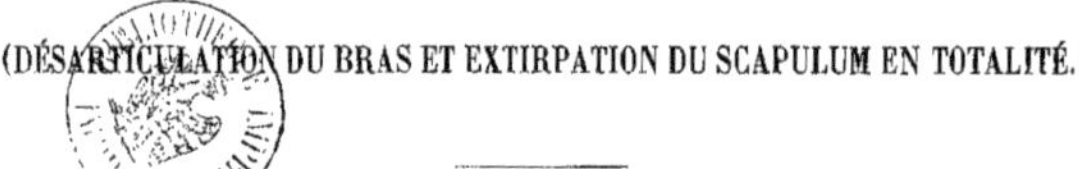

(DÉSARTICULATION DU BRAS ET EXTIRPATION DU SCAPULUM EN TOTALITÉ.)

OBSERVATION

COMMUNIQUÉE PAR M. LE PROFESSEUR RIGAUD QUI A PRATIQUÉ LES DEUX OPÉRATIONS.

(Les pièces sont déposées au Musée d'anatomie pathologique sous les nᵒˢ 705ᵃ et 706ᵃ.)

George Frantz, tanneur à Diemeringen, canton de Drulingen, arrondissement de Saverne, département du Bas-Rhin, âgé de cinquante et un ans, d'une taille élevée, maigre, d'un tempérament lymphatico-nerveux et d'une constitution d'ailleurs bonne, a fait partie de la cavalerie de la garde impériale, pendant les années 1813, 1814 et 1815; il a souvent été exposé aux intempéries des saisons, mais sa santé n'en fut point dérangée. Deux ou trois ans après sa rentrée dans ses foyers, des douleurs vagues, puis fixes et profondes, se firent sentir dans la diaphyse de l'humérus gauche. Ces douleurs furent regardées comme rhumatismales; Frantz n'avait jamais eu d'affection syphilitique. Vers l'année 1835 ou 1836, l'humérus augmenta de volume, la peau du bras conservant sa couleur naturelle. Les douleurs s'accrurent et se firent alors ressentir surtout pendant la nuit. La tumeur fit des progrès et devint particulièrement saillante au-dessous de la partie moyenne du bras. Il s'était également développé une autre, et mieux, plusieurs autres tumeurs osseuses sur l'extrémité supérieure de l'os du bras, au niveau de son articulation avec l'épaule.

Dans le courant de l'année 1841, Frantz entra dans les salles de la clinique chirurgicale de la Faculté de Strasbourg. A cette époque, la tumeur de l'humérus en occupait presque toute la circonférence, mais à son côté externe elle présentait une saillie très-considérable, laquelle semblait être une masse surajoutée à la tumeur osseuse dont elle faisait pourtant essentiellement partie. Cette masse offrait une mollesse élastique analogue à celle des tumeurs encéphaloïdes qui commencent à se ramollir. Le chirurgien chargé par intérim du service, crut pouvoir se borner à l'excision de cette portion exubérante, que sa moindre consistance distinguait du reste de l'altération organique de l'os du bras, qu'il était facile de reconnaître, pour une production parfaitement osseuse.

Ainsi qu'on pouvait le prévoir, la désarticulation du bras, qui se trouvait déjà formellement indiquée, dut être pratiquée quelques mois plus tard : Nous (c'est M. Rigaud qui parle) la fîmes avec le plus heureux succès, malgré les difficultés que les végétations osseuses de l'extrémité supérieure de l'humérus entraînèrent inévitablement dans l'exécution du manuel opératoire. Nous avions fait choix du premier procédé de LARREY; c'était, sans aucun doute, le plus avantageux que nous pussions adopter dans le cas particulier qui s'offrait à nous. A cette époque, la tête humérale et la cavité glénoïde, examinées avec le plus grand soin, après l'ablation du membre, furent trouvées dans l'état le plus parfait d'intégrité; c'est, du reste, ce dont l'os du bras fait encore foi. (Voy. fig. 1.)

La plaie résultant de la désarticulation était cicatrisée depuis huit mois, lorsque Frantz, qui était rentré chez lui deux mois après l'opération, éprouva quelques douleurs au-dessous de la cicatrice et vit bientôt une nouvelle tumeur se former dans le point correspondant à la région axillaire; cette tumeur s'accrut, les douleurs augmentèrent, le sommeil commença à devenir rare; et la nouvelle production morbide avait acquis le volume des deux poings réunis, lorsqu'il revint nous trouver, espérant qu'il nous resterait encore quelques ressources pour le débarrasser de ses souffrances et de sa maladie.

Nous examinâmes avec soin l'état des choses, et dès l'abord nous acquîmes la certitude : 1° que la tumeur, qui était évidemment tout osseuse, s'élevait de l'angle articulaire et du col du scapulum, auquel elle était comme suspendue, et descendait vers la région où avait existé le creux axillaire; 2° qu'elle était libre de toute adhérence avec la paroi thoracique et que la peau qui la recouvrait ne lui était unie que par du tissu cellulaire lâche, excepté dans un seul point, où l'ancienne cicatrice présentait un petit tubercule charnu légèrement exulcéré; 3° qu'elle accompagnait avec la plus grande liberté le scapulum dans tous les mouvements que l'on imprimait à cet os, qui jouissait lui-même d'une mobilité normale et que le malade pouvait également entraîner librement dans tous les sens; 4° que la clavicule ne participait en aucune façon à l'altération organique de l'omoplate et que ses articulations avec l'acromion et l'apophyse coracoïde étaient pour le moins aussi libres que dans l'état normal; il en était de même relativement à son union avec le sternum.

Nous avons ensuite recherché, avec toute l'attention que cela méritait, si nous ne trouverions pas quelque autre trace d'altération morbide ou de modification dans la conformation normale, sur les différents points du squelette que la main peut atteindre plus ou moins médiatement : nous n'en avons rencontré aucune.

Toutes les fonctions, interrogées successivement, n'ont pas offert la moindre contre-indication dont il fallût tenir compte.

Nous avons, dès lors, conçu le projet de débarrasser notre malheureux malade de son affection qui nous offrait, à n'en pas douter, un cas remarquable d'ostéophyte; car nous en observions tous les signes et nous avions, un an auparavant, désarticulé l'humérus affecté d'une altération organique de ce genre, mais arrivée à une période plus avancée.

Considérant alors que pour mettre en faveur du malade, le plus de chances possibles de non-récidive, il importait d'enlever le plus de parties osseuses que nous pourrions, au delà des limites du mal, nous songeâmes à pratiquer l'ablation totale du scapulum et à retrancher une portion de la clavicule, dont l'extrémité externe ferait une saillie énorme et fort incommode, si nous conservions cet os dans sa totalité. Nous connaissions un certain nombre de cas de résection de l'omoplate, mais nous n'avions trouvé dans les annales de la science, qu'une simple indication de l'ablation totale des os de l'épaule. Nous n'avons pu retrouver les détails de ce fait, car nous ne possédons ni la Gazette médicale, ni la Revue médico-chirurgicale de Londres, auxquelles renvoient le Bulletin de Férussac et la Médecine opératoire de M. le professeur Velpeau. Nous dûmes donc imaginer, pour le cas particulier, un procédé spécial. Deux incisions semi-elliptiques, commençant à trois centimètres environ au-dessus de l'angle saillant de l'acromion et dirigées dans le sens vertical, circonscrivirent l'ancienne cicatrice et furent prolongées jusqu'à trente centimètres au-dessous de ce point. La tumeur fut isolée à son côté antéro-interne, une scie à chaîne fut glissée au-dessous de la clavicule, en dedans de l'insertion du trapèze, et sa section fut promptement exécutée. La peau qui recouvrait la partie postérieure de la tumeur et du scapulum fut disséquée à grands coups, jusqu'à la base de cet os, que nous renversâmes ensuite en dehors et en arrière, et se trouva bientôt complétement isolée de la paroi thoracique, jusqu'à son bord spinal. Nous fîmes exercer des tractions modérées sur la pièce osseuse, et nous coupâmes l'attache du muscle trapèze à l'épine et à l'apophyse acromion; la masse à enlever ne restait plus alors fixée au rachis et à la poitrine que par les muscles angulaire et rhomboïde, d'une part, et le grand dentelé, de l'autre. Nous détachâmes alors, mais sans les couper, les adhérences de ces trois muscles à la base du scapulum, conservant ainsi leur continuité normalement établie au moyen de leur mode spécial d'insertion, et en partie aussi par l'intermédiaire du périoste. Ce fut une véritable énucléation que nous exécutâmes exactement et facilement, ainsi que nous l'avions conçue à l'avance et exécutée la veille sur le cadavre.

Le muscle rhomboïde continua donc ainsi le grand dentelé jusqu'aux apophyses épineuses de la colonne vertébrale, où ce muscle trouva son insertion fixe et nécessaire pour l'élévation des côtes.

Cette large lame musculaire fut ainsi soutenue par l'angulaire qui la suspendait, en quelque sorte, aux apophyses transverses cervicales. Seize ligatures furent jetées sur des artères de troisième et de quatrième ordre seulement. La ligature de l'axillaire, faite lors de la désarticulation, avait déterminé l'oblitération de la sous-clavière jusque tout auprès de son origine à la crosse de l'aorte.

Les lèvres de la plaie furent rapprochées; toutefois nous ne les mimes pas dans un contact immédiat, et des bandelettes agglutinatives les retinrent dans cette position.

Deux mois après, la guérison était parfaite. La marche de la cicatrisation n'a été entravée par aucun accident; le vaste lambeau cutané postérieur adhéra promptement aux parties sous-jacentes.

Après avoir exposé de la manière la plus brève possible les détails du fait chirurgical et du fait opératoire qui précèdent, il convient maintenant d'indiquer très-succinctement les motifs qui ont guidé dans les détails les plus spéciaux d'une opération tout à fait insolite.

a. Dans le second temps de l'opération, après avoir circonscrit entre deux incisions semi-elliptiques l'ancienne cicatrice, nous isolâmes la tumeur à son côté antéro-interne. Nous n'avions point à craindre d'hémorrhagie abondante, puisqu'à la suite de la désarticulation du bras, pratiquée plus d'une année auparavant, *l'artère axillaire,* coupée dans le dernier temps de la séparation du membre, avait dû s'oblitérer tout au moins jusqu'à son *passage entre les muscles scalènes.* Cette circonstance nous mettait également et sûrement à l'abri du danger de l'ouverture de ce gros vaisseau, au moment où l'aiguille, entraînant la scie à chaîne, serait passée au-dessous et en arrière de la clavicule. Toutefois, nous comptions trouver là les deux artères *scapulaire supérieure* et *cervicale transverse,* dont le volume serait notablement augmenté par le fait même de l'oblitération de la sous-clavière : Nous fûmes très-surpris, la clavicule étant sciée, et après avoir coupé l'insertion du trapèze à cet os, de n'apercevoir ni l'un ni l'autre de ces vaisseaux. Nous fûmes encore plus étonné de ne pas voir de sang artériel s'échapper du premier de ces canaux sanguins, au moment où nous détachâmes entièrement le bord supérieur de l'omoplate des parties voisines; pour la cervicale transverse, on conçoit à la rigueur qu'elle n'ait pas été atteinte par le bistouri et qu'elle soit restée cachée dans l'épaisseur des tissus non divisés. Nous n'avons eu, en conséquence, que des artères de petit calibre à lier, hors une ou deux, qui avaient pris un certain développement, par suite du travail pathologique établi dans les parties où elles se rendaient.

b. Quand nous avons conçu *l'énucléation* simple et totale du scapulum, en conservant la continuité des muscles grand dentelé, rhomboïde et angulaire, nous avons vu là d'immenses avantages : 1° Nous conservions ainsi aux forces inspiratrices toute leur puissance; 2° nous laissions la paroi thoracique complétement et exactement recouverte par la couche musculeuse qui la revêt à l'état normal; 3° nous ne touchions, en aucune façon, au tissu cellulaire lâche et abondant qui les unit, et où se développent si facilement des inflammations et des suppurations diffuses. Nous avons donc pu croire, avec de très-grandes probabilités, que nous mettrions ainsi notre malade, autant qu'il était en nous, à l'abri des accidents inflammatoires dont on devait appréhender que la plèvre et le poumon ne devinssent le siége. Les choses se sont passées ainsi que nous l'avions espéré; jamais, en effet, nous n'avons vu, pendant un seul instant, le moindre accident, du côté des voies respiratoires, menacer d'entraver la marche d'une prompte et régulière guérison de la plaie. Nous avons eu à ouvrir seulement deux petits abcès qui se sont formés autour de deux ligatures qui n'avaient pu s'échapper entre les lèvres de l'incision. La liberté la plus complète des mouvements inspirateurs a été conservée, et *cela même à l'instant où le scapulum a été détaché de ses moyens d'union avec le tronc.* Ceci nous parait démontrer l'importance de la conservation entière de la continuité des muscles grand dentelé, rhomboïde et angulaire.

c. Nous avons pu détacher, sous forme d'un vaste lambeau, la peau qui recouvrait tout le scapulum en arrière, sans craindre de le voir se mortifier, en raison de la manière et des sources dont elle reçoit ses moyens de nutrition. La peau du dos reçoit, en effet, ses artères de la branche postérieure des intercostales, qui s'y ramifie et rampe dans son épaisseur, offrant en ceci une certaine analogie avec ce qu'on remarque dans le cuir chevelu. Cette disposition s'observe surtout autour du scapulum, qui, s'interposant au thorax et aux téguments postérieurs, empêche une communication plus fréquente entre les vaisseaux qui s'échappent de la branche sous-costale et les téguments correspondants. D'ailleurs les branches vasculaires, provenant de la sous-clavière, et qui rampent le long de la base de l'omoplate, pour se répandre ensuite dans le trapèze et dans la peau, ont pu être conservées par le procédé même d'énucléation de l'os que nous avons suivi. Aussi n'avons-nous jamais vu aucune apparence de mortification menacer notre lambeau postérieur, qui d'ailleurs était déjà adhérent, dans la presque totalité de son étendue, aux muscles sous-jacents, dès les quatre à cinq premiers jours.

d. Nous n'avons point mis les lèvres de la plaie en contact, parce que, loin de désirer leur adhésion immédiate, nous l'aurions redoutée. Notre pensée était surtout de laisser une issue libre et préparée à l'avance, aux collections purulentes qui pourraient se former sous les lambeaux cutanés, ainsi qu'aux ligatures que nous avions toutes coupées auprès du nœud, pour éviter que les fils, corps étrangers, ne se trouvassent interposés aux téguments et aux muscles, dans une grande étendue.

4

Avant les travaux de Lobstein, on aurait rangé la tumeur du scapulum, dont il vient d'être question, au nombre des exostoses; mais il suffit d'avoir eu quelques occasions de voir ce genre de productions osseuses, que le savant anatomo-pathologiste de Strasbourg a décrites sous le nom d'*ostéophytes*, et de l'avoir étudié comparativement aux exostoses proprement dites, pour ne pouvoir plus les confondre, en même temps que pour apercevoir la distance qui les sépare. Dans l'exostose, la substance même de la pièce osseuse a pris progressivement et successivement l'extension qui constitue la tumeur; celle-ci fait toujours partie intégrante de l'os dans lequel elle s'est développée, ou mieux, duquel elle procède. Dans les ostéophytes, on voit non-seulement au début, mais pendant fort longtemps, une indépendance complète entre ces productions morbides et l'os sur lequel elles se développent : la couche périostale non-seulement sépare les substances osseuses normales et la production osseuse accidentelle, mais il s'est épaissi bien souvent, ou bien, s'est transformé en cartilage, ou recouvert d'une couche cartilagineuse qui n'arrive que fort tard à se pénétrer de substance osseuse, tout en restant encore distinctement séparée de l'os normal avec lequel elle n'est point confondue, alors même que l'examen extérieur porterait à le croire; mais une section pratiquée en même temps à travers l'ostéophyte et l'os sur lequel il repose, montre encore une ligne de séparation distincte. Ce n'est enfin que dans quelques occasions rares, et lorsque le développement de la maladie remonte à une époque fort ancienne, qu'il devient parfois impossible d'apercevoir la ligne de démarcation entre l'un et l'autre : encore même, on peut souvent alors constater une légère mobilité entre les deux.

La tumeur que nous avons figurée dans la première planche se compose de deux portions bien distinctes : l'une, formant la principale masse, est la plus inférieure; elle est libre dans toute sa circonférence, et se trouve comme appendue à la portion supérieure, par rapport à laquelle elle jouit d'une mobilité encore bien remarquable, sur la pièce naturelle déposée dans le musée de la faculté de Strasbourg sous le n° 705ᵃ. Quant à la portion supérieure, elle adhère solidement à l'angle articulaire du scapulum, duquel elle procède; là elle ne jouit d'aucune mobilité; il est même difficile de marquer la ligne de séparation entre l'os normal et la production morbide. Or, ici nous ne doutons pas que la tumeur ne se soit primitivement développée dans l'épaisseur du cartilage d'encroûtement de la cavité glénoïdienne, et n'ait été primitivement indépendante de la substance osseuse sous-jacente, mais il lui a fallu un temps moins considérable pour contracter adhérence intime avec elle, que si elle eût pris naissance sur la surface périostale de l'os, parce que, dans ce dernier cas, la production pathologique se fût trouvée séparée de la substance osseuse par la couche périostale, dont la présence rend compte de l'isolement où elle se trouve généralement pendant un temps fort long. Au contraire, la couche cartilagineuse d'encroûtement où notre tumeur s'est primitivement développée, a permis qu'après un temps peu considérable, la fusion de l'os normal et de la végétation osseuse fût effectuée. La portion inférieure de la tumeur, qui est encore mobile sur la portion supérieure, nous paraît s'être développée sur le col de l'omoplate, et la couche du périoste sur laquelle elle a pris naissance, l'a laissée libre d'adhérence intime et de fusion avec l'os sous-jacent.

La tumeur et le scapulum pesaient près de 500 grammes à l'état frais, c'est-à-dire peu de temps après l'opération et après qu'on les eut exactement dépouillés des parties molles qui leur étaient restées adhérentes. Aujourd'hui, dix ans plus tard, à un état de dessiccation complète, le poids est de 280 grammes, c'est-à-dire des trois cinquièmes. La diminution du volume est d'un quart dans tous les sens, et pourtant la masse était, dès les premiers moments, parfaitement compacte, et laissait seulement perspirer une sorte de suc huileux très-peu abondant. L'état éburné de la plus grande portion, c'est-à-dire de la portion inférieure de la tumeur, est des mieux caractérisé; la portion supérieure est également dure et compacte; cependant on y remarque de plus nombreuses porosités et quelques orifices vasculaires. Si nous avons qualifié cet ostéophyte de *gélatineux*, c'est qu'en le rapprochant de celui qui s'était développé antérieurement sur l'humérus que nous avons désarticulé une année auparavant, nous ne pouvons hésiter à les déclarer de même nature : et comme la tumeur de l'humérus, arrivée à un degré plus avancé, avait éprouvé la transformation gélatineuse dans son centre, nous avons pu regarder celle du scapulum comme étant de même nature, quoiqu'elle n'eût pas encore éprouvé la même transformation qui s'y serait évidemment établie, si elle fût parvenue à une période plus avancée, et cela malgré la densité considérable qui lui donne toute l'apparence de l'ivoire.

———

M. W. Fergusson a pratiqué, à l'exemple de M. Rigaud, l'extirpation du scapulum en totalité. Ce fait a été relaté par le docteur Sprengler, dans le *Canstatts Jahresbericht*, etc. (Rapport annuel sur les progrès de la médecine dans tous les pays, etc., p. 227, pour l'année 1848, 5ᵉ vol. Erlangen 1849). Voici comment s'exprime M. Sprengler :

OSTÉOPHYTE GÉLATINEUX
de l'humérus,
extirpé par M\. Rigaud.

CONFORMATION EXTÉRIEURE

de l'os du bras.

COUPE VERTICALE

de l'os et de la tumeur.

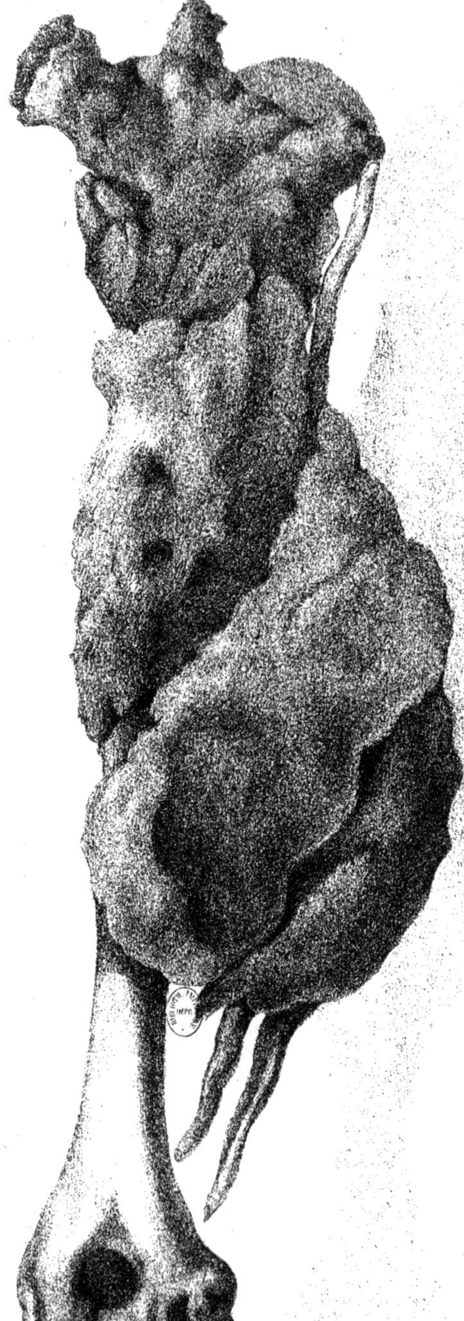

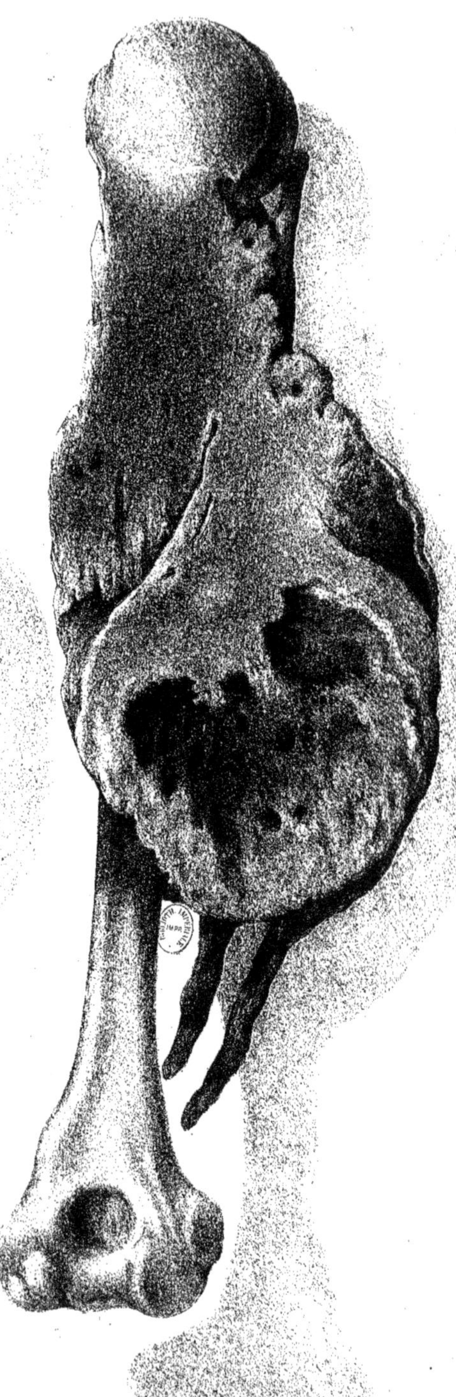

La pièce est déposée au Musée d'Anatomie
sous le N.º 706.ª

Lith. de X. Réman de Strasbourg.

OSTÉOPHYTE DE L'OMOPLATE
extirpé par Mʳ Rigaud.

DIMENSIONS ET CONFORMATION DE L'OS
à l'état frais.

COUPE PERPENDICULAIRE
de la tumeur de l'os desseché.

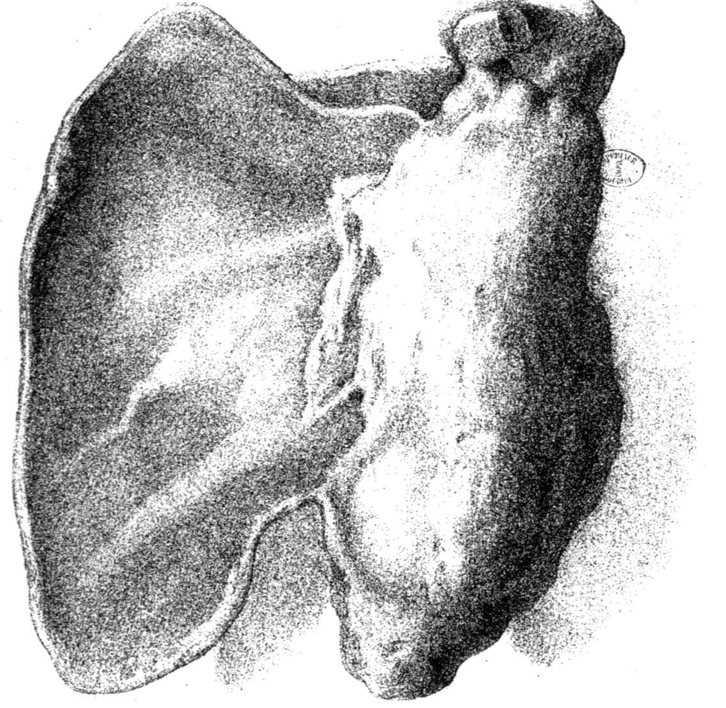

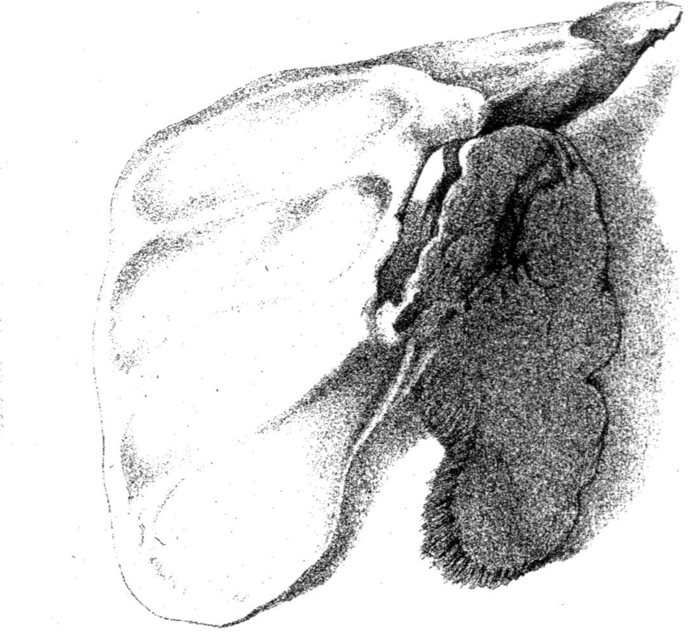

La pièce est déposée au Musée d'Anatomie
sous le N.º 705.ᵃ

«M. Fergusson a procédé, à l'imitation de M. Rigaud, de Strasbourg, à l'ablation totale de l'omoplate droite sur un invalide âgé de trente-trois ans, auquel on avait pratiqué, sept ans auparavant, la désarticulation de l'humérus du même côté; on avait, en même temps, excisé un morceau de l'angle glénoïdien, mais jamais la plaie ne s'était cicatrisée. A la suite de plusieurs abcès, il s'était établi onze fistules qui parvenaient jusqu'au scapulum, et la constitution s'altéra.

«M. Fergusson reconnut la nécessité absolue de pratiquer l'ablation totale de l'omoplate, qui fut exécutée, le 6 février, de la manière suivante :

«Après avoir éthérisé le malade, M. Fergusson commença l'opération par une incision qui se dirigea en dehors, en suivant la clavicule, et dans l'étendue de deux pouces; on parvint à introduire au-dessous de l'os un couteau à papier, et la clavicule fut sciée à la distance de deux pouces de son extrémité externe.

«Après cela, l'opérateur fit une incision partant de l'acromion et suivant le long de l'épine de l'os jusqu'à la base du scapulum, et une autre, de huit à dix pouces, partant également de l'acromion et parvenant jusqu'à l'ancienne cicatrice de la désarticulation. Après cela, l'opérateur disséqua l'extrémité externe de la clavicule, l'acromion et l'apophyse coracoïde, jusqu'à ce qu'il pût saisir (la pièce) avec la main gauche, et peu à peu il renversa le scapulum en arrière, pendant qu'il divisa le tissu qui unissait le muscle sous-scapulaire au grand dentelé, de l'angulaire de l'omoplate et du rhomboïde. L'artère sous-clavière était, pendant ce temps-là, comprimée sur la première côte, et il s'écoula peu de sang; l'axillaire fut coupée et liée au fond de la plaie, et la réunion fut faite au moyen de sutures; la réaction fut peu considérable.

«Au 10 mars, le malade se leva et quitta l'hôpital. Le 5 mai, la plaie n'était pas encore fermée; l'opéré fut atteint de plusieurs abcès, pendant une année. Il ne se reproduisit pas de nouvelle carie, et l'état général se fortifia et ne laissa rien à désirer.

«L'omoplate extirpée montra, après la macération, toutes les traces d'une inflammation chronique; la portion de la cavité glénoïde que l'on avait laissée, lors de la désarticulation du bras, était cariée, et l'on vit son bord et la partie inférieure de son col, couverts d'une masse de végétations osseuses, garnies de beaucoup d'aspérités. Le scapulum était généralement augmenté d'épaisseur et de dureté, particulièrement à sa partie antérieure.

«La clavicule se trouva dans un état semblable, mais elle n'était pas affectée de carie.

«L'examen anatomique montra quel avantage il y avait eu d'extirper le scapulum en totalité, et de ne pas l'avoir réséqué en partie. »

(Extrait des *Transactions médico-chirurgicales de Londres*, vol. 34.)

BASSIN AVEC ÉCARTEMENT DES OS PUBIS

SÉPARÉS DANS LEUR SYMPHYSE

D'UN HOMME DE 49 ANS ATTEINT D'EXTROPHIE DE VESSIE.

(Musée d'anatomie, n° 384.)

Le peu d'occasions que l'on a d'observer chez des adultes, l'anomalie de conformation dont il s'agit, et plus encore la difficulté de se procurer, en cas de mort, les organes difformes, m'ont fait conserver avec soin ceux d'un homme qui a terminé ses jours à l'hôpital civil de Strasbourg, et qui, parvenu à l'âge de 49 ans, était atteint d'extroversion de la vessie. Ce cas intéressant avait fixé l'attention de M. DE QUATREFAGES, qui en fit le sujet de sa dissertation inaugurale[1]. Ce travail renferme plusieurs observations du même genre, mais faites sur de jeunes individus; il est accompagné de dessins représentant l'état des organes génitaux, tant externes qu'internes; mais le bassin n'ayant pas été figuré alors, j'ai pensé devoir le reproduire ici, en y ajoutant les détails descriptifs concernant les parties molles en rapport avec lui et dont M. le docteur RISTELHUEBER avait déjà signalé les principales particularités.[2]

Observation. — J. Riehl, vacher, âgé de 49 ans, pensionnaire à l'hôpital civil de Strasbourg, offrait, à la partie inférieure de l'abdomen, immédiatement au-dessous du pubis, une surface rouge, légèrement convexe, large de $0^m,332$ sur $0^m,030$ de hauteur, offrant toutes les apparences d'une membrane muqueuse, entourée d'un cercle de téguments fins et rosés comme ceux d'une cicatrice. Ils formaient, à la partie latérale et inférieure de la tumeur, un sinus de $0^m,015$ de profondeur. L'ombilic placé au-dessus n'était marqué que par un petit espace triangulaire, recouvert par la peau fine dont il vient d'être question. Les uretères s'ouvraient à $0^m,015$ (un demi-pouce) de distance l'un de l'autre à la partie inférieure de la tumeur, et leurs orifices étaient cachés dans l'espèce de sinus indiqué plus haut. Au-dessous, commençait une gouttière peu marquée qui s'étendait jusqu'à l'extrémité du gland; à la partie supérieure on distinguait le vérumontanum, à droite et à gauche duquel, les conduits excréteurs de l'humeur prostatique s'ouvraient par plusieurs orifices très-étroits. Le gland, seule portion qui parût encore de la verge, était aplati et légèrement bosselé. On ne trouvait aucune trace de prépuce; mais le frein existait plus fort et plus épais que d'ordinaire. Au-dessous du gland se trouvait une tumeur très-considérable, formée par deux énormes hernies inguinales. La hernie de droite constituait à elle seule environ les deux tiers de la tumeur; avant la formation de ces hernies, le scrotum était petit, ridé, et jamais on n'y avait pu reconnaître de testicules. La peau, en cet endroit, était légèrement excoriée par suite de l'écoulement continuel de l'urine. (Pour remédier en partie à cet inconvénient, Riehl portait un urinal en fer-blanc, dont l'extrémité évasée et ouverte s'appliquait autour de la tumeur vésicale, et dans lequel l'urine venait s'amasser.) Riehl était de petite taille, mais fort et musclé. Il avait la barbe fournie, et son corps était couvert d'autant de villosités que celui de la plupart des individus de son sexe. Sa voix n'offrait rien de particulier. *Sa démarche était vacillante* et il l'exécutait en portant alternativement son corps à droite et à gauche, sans le pencher en avant. Bien loin d'être inaccessible aux désirs, il éprouvait des érections douloureuses et était sujet aux pollutions nocturnes; il était très-voluptueux et se livrait à la masturbation. Par suite de cette pratique, et peut-être aussi du sentiment de son infirmité, il était devenu taciturne, brusque et emporté. Il fuyait la société et se plaisait seulement avec un jeune homme de la ville, qui présente le même vice de conformation. Au reste, il jouissait d'une assez bonne

---

1. *De l'extroversion de la Vessie.* Diss. in-4°. Strasbourg, 1834; XLV° vol.
2. Voy. Mémoire inséré dans la *Nouvelle bibliothèque médicale*, t. III, p. 442.

santé. Richl étant mort à la suite d'une maladie de poitrine, M. LAUTH, chef des travaux anatomiques et agrégé à la Faculté, injecta et disséqua les organes génito-urinaires, et c'est d'après ces préparations que l'auteur de la dissertation, cité plus haut, donna la description anatomique de ce vice de conformation.

Les uretères présentent le calibre normal, sans aucune dilatation dans leur trajet. Leur direction est régulière ; ils descendent dans la cavité pelvienne, puis remontent un peu pour s'insérer à la vessie. Les reins sont un peu plus volumineux que d'ordinaire et légèrement bosselés. Les capsules surrénales n'offrent rien de particulier.

L'ombilic est bien plus marqué à la partie postérieure de la paroi abdominale qu'à l'extérieur; il représente un triangle isocèle, dont les deux côtés sont formés par une partie des artères ombilicales, devenues fibro-ligamenteuses. La base s'appuie sur le ligament interpubien et quelques fibres fournies par ces mêmes artères; à l'extrémité de ce triangle, on remarque les restes de la veine ombilicale également oblitérée.

On ne trouve d'autres traces de la cavité urétrale que la gouttière dont il a été question; mais on reconnaît encore les diverses parties de l'urètre. Le bulbe est représenté par une substance érectile, gorgée de sang, de forme triangulaire, à sommet antérieur, et dont les bords sont en partie recouverts par les corps caverneux, quand on examine le périnée. Puis elle se porte d'arrière en avant, devient plus étroite et d'un tissu plus lâche correspondant à la partie spongieuse de l'urètre, et qui, arrivé à l'extrémité des corps caverneux, s'épanouit pour former le gland.

Les corps caverneux ont quatre pouces de long, et leur diamètre est à peu près normal. Leur direction oblique se rapproche bien plus de la transversale. Ils sont séparés dans la majeure partie de leur étendue, et réunis seulement à un pouce de leur terminaison. De robustes muscles ischio-caverneux occupent leur place naturelle.

Le sac herniaire dont il a été question, renferme le tube intestinal, depuis la fin du duodénum jusqu'au colon descendant; il paraît formé par le scrotum, extrêmement développé. Le testicule droit est à nu au milieu du paquet intestinal. Le testicule gauche est logé dans la tunique vaginale, qui ne communique plus avec le péritoine. Tous deux sont extrêmement petits et flasques. La disposition des canaux déférents et des vésicules séminales ne présente rien d'anormal; ces dernières sont seulement plus petites. Les conduits éjaculateurs perforent la prostate et viennent s'ouvrir à la partie supérieure de la gouttière urétrale. La prostate a la forme et la grandeur naturelles.

La transposition de l'ombilic change la forme de la paroi antérieure de l'abdomen, qui semble uniformément ballonné. Les muscles droits sont très-volumineux; à trois pouces de leur insertion au pubis, ils ont trois pouces une ligne de large, et près de neuf lignes d'épaisseur. Les muscles pyramidaux manquent.

Le périnée est extrêmement musculeux; au-devant de la partie spongieuse, que nous avons vue représenter le bulbe de l'urètre, on trouve un muscle impair, formé d'épais faisceaux transversaux, qui passent d'un corps caverneux à l'autre, sans présenter de raphé, en se continuant avec celles du sphincter et plus profondément avec celles du releveur de l'anus et du transverse du périnée. Ces deux muscles sont entièrement confondus, au point de ne pouvoir être distingués que par le rameau superficiel de l'artère honteuse, qui perfore la masse musculaire pour s'y distribuer. L'anus est placé plus en avant que dans l'état normal.

Un diverticulum long de quatre pouces, s'insérait à l'iléon à vingt-cinq pouces du sacrum. Les vaisseaux omphalo-mésentériques étaient très-visibles à la surface, quoique la matière à injection n'y eût pas pénétré. Non loin de son extrémité, on voyait un point blanchâtre comme cartilagineux, qu'on peut considérer comme la cicatrice du canal de communication entre l'intestin et la vésicule ombilicale. Cette partie était renfermée dans le sac herniaire.

Description du bassin. — Il offre des changements remarquables : La branche horizontale du pubis est un peu plus courte que dans l'état normal. Les corps de cet os sont distants l'un de l'autre de 0^m,122 (4 pouces 6 lignes) [voy. la fig.]; ils sont unis par un faisceau ligamenteux très-fort, qui sépare l'ombilic de la tumeur-vésicule. Le tissu fibreux allongé, qui remplaçait la symphyse pubienne, était d'une grande solidité; aussi, au dire de M. RISTELHUEBER, ne pouvait-on découvrir pendant la vie aucune mobilité dans les os des îles ou quelque écartement dans leur symphyse; il était cependant à remarquer que l'intervalle existant entre les deux épines antérieures et supérieures des os des îles est plus étendu que d'ordinaire, et que les fémurs dirigés plus en dehors que de coutume, paraissaient plus arqués à leur extrémité supérieure, à peu près comme chez la femme; cette disposition, ainsi que la présence de la tumeur vésicale volumineuse, pendante entre les cuisses, rendaient la progression un peu pénible.

La branche descendante des ischions est plus courte que dans l'état normal, ce qui, joint au raccourcissement de la branche horizontale des os pubis, diminue le trou ovalaire au point de n'avoir qu'un pouce (0^m,025) dans son plus grand diamètre. Les os des iles, quoique moins larges que dans le bassin de la femme, ont la forme évasée que l'on remarque chez elle. Le détroit supérieur présente une forme rectangulaire à angles très-peu arrondis. Les extrémités du diamètre transversal correspondent exactement aux cavités cotyloïdes et celles du diamètre oblique du corps des pubis en avant, à la grande échancrure sacro-sciatique en arrière. Voici, au reste, quelques diamètres du bassin, mesurés :

D'une épine antérieure et supérieure d'un os des iles à l'autre	10°00'	= 270^{mill.}
D'une épine antérieure et inférieure d'un os des iles à l'autre	9.00	= 249
Diamètre transversal du détroit inférieur-supérieur	5.11	= 160
Diamètre antérieur-postérieur	3.04	= 090
Diamètre oblique	5.10	= 157

M. DE QUATREFAGES ayant fait des recherches au sujet de cette singulière conformation du bassin, indique les résultats suivants : Chez les individus des deux sexes, on trouve presque toujours les pubis écartés l'un de l'autre. WALTER et COSTES rapportent pourtant deux observations dans lesquelles ces os étaient réunis. Dans le cas contraire, leurs extrémités forment sous la peau deux légères saillies couvertes de poils comme d'ordinaire. L'intervalle qui les sépare est quelquefois de quatre lignes (0^m,010) [LITTRE, MECKEL, *Handb. der pathol. Anat.*]; mais on l'a vu aussi être de 0^m,107 (4 pouces). FLAJANI (*Nuov. met. de med. alc. mat.*, p. 133). DUPUYTREN l'a vu de 0^m,035 (15 lignes) chez un nouveau-né (Bull. de la Fac. de Méd. de Paris, tom. Ier, p. 58). Quelques observateurs·ont même prétendu les avoir vus manquer entièrement (LESAGE, Journ. de méd., chir. et pharm., tom. LXXV, p. 294; WARWICK, MECKEL), ce qui n'a rien de vraisemblable, vu leur tardive ossification.

La symphyse pubienne, venant à manquer, est remplacée ordinairement par un ligament très-fort, mais flexible, qui n'empêche pas le jeu de ces os fixément soudés l'un à l'autre dans l'état normal. VROLIK a révoqué en doute l'existence de ce ligament, se fondant sur deux observations. Lorsqu'il s'y trouve, il est formé de fibres transversales très-fortes, longues de trois à quatre pouces (0^m,080 à 0^m,100), selon la distance qui sépare les pubis, et s'attachant aux branches horizontales de ces os. DESAULT l'a vu remplacé par une masse fibro-cartilagineuse si ferme que la démarche de l'individu, sujet de cette observation, était à peine vacillante; et BAILLIE y a trouvé un véritable cartilage. Dans tous les cas, les ligaments antérieurs et inférieurs du bassin sont très-solides et très-épais, comme si la nature, selon la remarque de VROLIK, eût voulu suppléer au défaut d'articulation pubienne.

La tumeur que forme la vessie est tantôt au-dessus, et c'est la disposition la plus ordinaire, tantôt au-dessous du ligament interpubien. Dans ce dernier cas, la cicatrice ombilicale est néanmoins au-dessus. PALETTA a eu occasion de voir la tumeur vésicale placée entre les deux pubis, de manière à faire craindre qu'elle ne pût être froissée et déchirée par l'extrémité de ces deux os. Il est à présumer que chez cet individu il n'existait pas de ligament interpubien.

De cet écartement des pubis, il résulte que le diamètre transversal du bassin est allongé; le diamètre antéro-postérieur raccourci. L'épine antérieure de l'os des iles et le grand trochanter rejetés de côté et en haut, proéminent, d'une manière plus saillante, et donnent extérieurement, au bassin des individus mâles, affectés d'extroversion, quelque ressemblance avec celui de la femme; la gouttière que présente le sacrum à sa partie antérieure, est aussi en partie effacée. »

En étudiant sous le rapport du développement embryonnaire, le désordre organique constituant l'extrophie de la vessie, M. DE QUATREFAGES, tout en s'aidant des ingénieuses théories de M. DE SERRES, sur la loi de symétrie et d'affinité, et de M. Is. GEOFFROY SAINT-HILAIRE et de MECKEL, sur les arrêts de développement, propose une explication nouvelle, qui, loin de contredire les assertions émises par ses savants maîtres, ne tend qu'à confirmer les principes qu'ils ont reconnu diriger la nature dans ses apparentes aberrations. Voici comment il s'exprime à ce sujet, eu égard surtout à la part que prend le bassin dans le vice de conformation en question : « On sait qu'au commencement de la vie embryonnaire et jusqu'à la fin du premier mois de la gestation, l'abdomen de l'enfant est en quelque sorte appliqué au chorion, à l'endroit où se développera plus tard le gâteau placentaire. A cette époque, les parois abdominales à peine visibles, laissent à nu les rudiments des viscères que cette cavité doit renfermer plus tard. Or, dès l'instant que l'embryon commence à s'éloigner de son premier point d'attache, on voit, selon MÜLLER, la vessie déjà prononcée et formée par un léger renflement du canal dont nous avons parlé. On conçoit que, si des adhérences se sont formées pendant le contact de l'embryon avec ses membranes, il pourra entraîner des espèces de brides attachées aux organes les plus proéminents. L'existence de ces membranes n'est point une hypothèse. M. GEOFFROY SAINT-HILAIRE l'a constatée chez un fœtus de six mois, chez lequel, à plusieurs autres déformations, se joignaient un double bec-de-lièvre, la division verticale du sternum, une ectopie du cœur, et d'autres déplacements de viscères, dont ce savant tératologiste trouve la cause immédiate dans ces adhérences anormales. Au fur et à mesure que l'embryon se développe et s'éloigne du point sur lequel il était comme greffé, les viscères abandonnent la circonférence, pour occuper la place qui leur est assignée. Le cordon ombilical remonte, la vessie s'enfonce dans l'abdomen, les organes génitaux se complètent et se réunissent, *les pubis* se forment et viennent clore la partie inférieure de l'abdomen, dont la paroi est bientôt complétée par la réunion de ses téguments antérieurs et des muscles droits; mais si, en même temps que ces évolutions cherchent à s'accomplir, les brides membraneuses persistent, elles opposeront une force d'inertie à cette tendance active du fœtus; des organes internes arrêtés dans leur marche, resteront à l'extérieur, des fissures primitivement normales persisteront, de nouvelles même pourront se former dans cette lutte, et la force formatrice, enrayée par ces divers efforts, laissera incomplets certains organes, ou liera et soudera ensemble des parties que la nature destinait à être séparées.

..... *Les pubis*, dont la première apparition ne date que du troisième mois, se développent alors et peuvent, si la vessie est trop fixément retenue à la partie inférieure du tronc, passer au-dessus d'elle. Mais ils éprouvent aussi l'influence de l'obstacle qui se présente : ils restent écartés et leur cartilage s'allonge en ligament. Cependant les organes avancent vers leur état définitif; l'anus se sépare de l'urètre; le périnée se prononce, mais, rendu plus large par l'écartement de la charpente osseuse du bassin, il a besoin, pour les muscles, d'un surcroit de vigueur, afin de résister à la pression des viscères abdominaux. Les artères destinées à nourrir le corps caverneux changent de direction ou n'envoient à leur destination normale, que de faibles rameaux. Nouvelle cause d'arrêt dans le développement de ces parties, dont la longueur ne devient souvent pas suffisante pour qu'elles viennent se réunir même à leurs extrémités. La fente urétrale s'est fermée à sa partie inférieure; mais en haut les brides placentaires empêchent cette réunion. En même temps, la traction en bas et de côté, exercée *par les pubis* sur les corps caverneux, les entraîne et les fixe sous l'urètre, qui reste fendu dans toute sa longueur et laisse à découvert le vérumontanum et les parties adjacentes.

Par suite de l'espèce de lutte qui s'établit, continue M. DE QUATREFAGES, entre le mouvement régulier des organes et les adhérences anormales, la force formatrice subit de nombreuses altérations. De là ces anomalies qui accompagnent si fréquemment l'extroversion, mais qui, n'ayant rien d'accidentel, ne se retrouvent pas d'une manière constante; telles sont: l'atrophie complète ou partielle des organes internes de la génération; *le peu d'étendue de certaines parties osseuses*, la persistance des testicules dans l'abdomen, etc.

BASSIN AVEC ÉCARTEMENT DES OS PUBIS
séparés dans leur Symphyse.
(d'un homme de 49 ans, atteint d'extrophie de la Vessie.)

La pièce est déposée au Musée d'Anatomie
sous le N°. 384.

TUMEURS FIBREUSES DE LA DURE-MÈRE.

Les observations que nous avons recueillies sur les tumeurs de ce genre et les nombreuses pièces conservées au Musée d'anatomie pathologique, nous font connaître que ces maladies organiques, dont l'étiologie est le plus souvent inconnue, ont leur siége tantôt à la surface interne, tantôt à la surface externe de l'enveloppe fibreuse du cerveau; que, selon leur origine, ces tumeurs ont une singulière tendance, lors de leur développement, à se porter soit au dehors de la cavité crânienne, soit au dedans, en produisant des désordres plus ou moins considérables sur la masse encéphalique. Leur forme, leur volume, leur consistance, leur composition ou leur structure intime, présentent naturellement des différences qui ont valu à ces produits pathologiques des dénominations variées, dont l'anatomie miscroscopique devra justifier la valeur. En attendant, les expressions de *tumeurs fibreuses, fibro-fongueuses*, de *fongus* proprement dits, sont celles que l'on emploie communément aujourd'hui et qui désignent parfois des affections identiques.

Les deux observations qui suivent, portent sur des tumeurs fixées à la surface interne de la dure-mère, dans le voisinage de la faux; toutes deux ont pullulé vers l'intérieur, en comprimant ou désorganisant la masse cérébrale et en produisant des accidents qui ont fini par amener la mort.

PREMIÈRE OBSERVATION

RECUEILLIE PAR M. LE PROFESSEUR STŒBER.

TUMEUR FIBRO-FONGUEUSE DE LA DURE-MÈRE CRANIENNE,

AVEC RAMOLLISSEMENT DU CERVEAU ET EXOSTOSE DE LA SURFACE INTERNE DU PARIÉTAL GAUCHE.

(Musée d'anatomie pathologique, n° 2230 c.)

Ch. C......, âgé de 41 ans, coiffeur, vigoureusement constitué, fut pris, sans cause connue, il y a huit ans, d'attaques d'épilepsie, qui, depuis cette époque, ont continué à se manifester à des intervalles tantôt rapprochés, tantôt éloignés; quelquefois il en a eu deux le même jour, mais rarement; d'ordinaire, tous les huit à dix jours seulement l'accès se répétait; il y a eu des intervalles de cinq à six semaines. L'accès commençait par un sentiment de fourmillement vers le milieu de la jambe droite, fourmillement qui remontait à la cuisse et donnait lieu à un tremblement considérable de toute l'extrémité; quelquefois l'accès se bornait à cela; mais d'autrefois la sensation anormale passait de la cuisse à la main, puis au bras, agitait le bras comme la jambe; alors le malade perdait connaissance et tous les membres étaient pris de convulsions épileptiques, avec écume à la bouche. Après quelques minutes de durée, l'accès se calmait, et le malade, affaissé, s'endormait. Durant l'année 1843, à deux reprises, le malade fut affecté de douleurs violentes à la région occipitale gauche, qui chaque fois durèrent un ou deux jours. Des douleurs plus vives encore se manifestèrent de nouveau, au commencement de l'année 1844, et se dissipèrent au bout de trois jours; mais depuis cette époque, le malade continua à accuser une douleur sourde ou avec pression fort incommode dans cette même région. Depuis un an, la démarche était devenue incertaine, C.... traînait un peu la jambe droite. Peu à peu cette faiblesse augmenta dans cette jambe et se communiqua au bras droit et à la paupière supérieure du même côté.

Ajoutons que pendant toute la durée de la maladie M. C.... avait été très-enclin aux plaisirs vénériens.

Le malade avait continué ses occupations jusqu'au mois de juillet. Les accès complets étaient même devenus assez rares; les convulsions se bornaient ordinairement à la jambe droite.

Le 30 juillet, le malade fut tout à coup repris de douleurs atroces dans l'occiput, douleurs qui persistèrent pendant plusieurs jours et ne furent calmées que par des doses considérables d'opium, qui déterminèrent un état de somnolence. Pendant tout le mois d'août, ces douleurs se répétèrent tous les quelques jours et furent chaque fois apaisées par l'opium. En même temps le côté droit se paralysa de plus en plus; l'appétit se perdit complétement et la constipation devint opiniâtre. Vers le 20 du mois d'août, des contractions se manifestèrent dans les membres paralysés; la parole devint difficile; le malade répondait péniblement, mais avec justesse, aux questions qu'on lui adressait; il cessa de s'occuper de ce qui se passait autour de lui. Le pouls était ralenti pendant tout ce mois. Enfin, à dater du 25, les liquides, en descendant l'œsophage, produisaient le bruit que l'on observe dans la paralysie de ce canal; le 29, les mucosités s'amassèrent dans les bronches et ne purent être expulsées; le pouls restait lent. Le 30 à 6 heures du matin, le malade expira.

Autopsie cadavérique. — Le crâne ayant été ouvert et la dure-mère incisée, l'on a rencontré une tumeur volumineuse, logée en grande partie dans l'hémisphère cérébral gauche dont elle avait écarté les circonvolutions, en déprimant en même temps une grande partie de sa masse. Cette tumeur se compose d'un assemblage de lobes et de lobules de volume et de consistance différents, passant de la mollesse pulpeuse à la dureté fibreuse. Son apparence extérieure rappelle celle d'un ris de veau très-développé[1]. La dure-mère est le point de départ de cette énorme tumeur; elle y est fixée au moyen d'une base très-large et par des prolongements vasculaires qui entourent surtout la circonférence de la partie déprimée par une exostose, qui s'était développée à la surface interne du crâne dans cette région. La membrane fibreuse du cerveau, intacte à la surface externe, présente cependant un peu plus de développement vasculaire, à l'endroit de la région déprimée.

La tumeur a 0^m,15 de longueur dans son plus grand diamètre, 0^m,08 dans sa plus grande largeur, et 0^m,05 dans son épaisseur[2]. Elle est entourée dans toute son étendue d'un réseau vasculaire très-marqué, en communication avec la membrane pie-mère.

La substance de la tumeur varie dans différents endroits; composée en grande partie d'une trame cellulo-fibreuse, renfermant par-ci par-là, et surtout vers l'une de ses extrémités, de la matière blanche pulpeuse, elle laissait sur le bistouri avec lequel on la raclait, une matière semi-liquide, rougeâtre, sanieuse.

Cette tumeur tout entière, à l'exception de son lieu d'adhésion à la dure-mère, était plongée dans la masse cérébrale, qui, ramollie en tout point, ne laissait plus distinguer les deux substances, grise et blanche. Elle avait tellement comprimé les lobes moyen et postérieur du cerveau, qu'il ne fut plus possible de découvrir des traces de l'organisation des ventricules, et elle n'était séparée de la base du crâne que par une couche assez mince de tissu cérébral ramolli.

L'analyse microscopique du tissu de la tumeur, faite par M. le docteur MICHEL, chef des travaux anatomiques[3], a fourni les résultats suivants : Deux éléments ont été reconnus comme entrant dans la composition de ce produit pathologique : 1° des fibres celluleuses peu serrées, mais formant réseau à mailles très-étroites et offrant une assez forte consistance ; 2° des cellules aplaties polygonales à noyau central (cellules épithéliales). La présence simultanée de ces deux éléments permet de croire que cette tumeur a eu pour point de départ, tout à la fois, la dure-mère et la membrane arachnoïde; mais son aspect, toutefois, sa consistance et sa vascularité la rapprochent de celles de ces tumeurs que l'on qualifie d'ordinaire de fongueuses.

---

1. Voy. fig. I.
2. Voy. fig. I.
3. Aujourd'hui professeur de médecine opératoire.

DEUXIÈME OBSERVATION

RECUEILLIE PAR M. LE PROFESSEUR STŒBER.

TUMEUR FIBREUSE DE LA DURE-MÈRE CRANIENNE.

(Musée d'anatomie pathologique, n° 2280.) [b]

Étienne Lengert, âgé de onze ans, natif de Seltz (Bas-Rhin), entra à la clinique des maladies des enfants, le 1er mai 1843.

Ce jeune homme est né de parents bien constitués, encore vivants. Il a toujours été lui-même d'une constitution assez forte et d'un tempérament lymphatico-sanguin. Jusque vers l'âge de dix ans, sa santé n'a pas été altérée. Ce n'est que depuis un an que se sont manifestés les premiers symptômes de l'affection qui l'amène à l'hôpital.

Le mal s'est révélé d'abord par un trouble léger de l'intelligence, un état d'hébétude simulant l'ivresse, des rires fréquents, mais qui n'avaient rien de convulsif. Affaiblie au début, la mémoire des noms et des lieux se perdit peu à peu. Les autres fonctions n'étaient pas troublées, à l'exception de l'appétit, qui était augmenté au point que l'enfant ne pouvait se rassasier.

Un mois après le début de la maladie (juin 1842), les muscles de la face, ainsi que ceux des yeux, furent pris de mouvements convulsifs. Peu de temps après, le même phénomène s'observa aux deux extrémités supérieures, qui exécutaient des mouvements brusques, saccadés, de flexion et d'extension.

Ces mouvements n'étaient pas continus mais n'affectaient non plus aucune intermittence régulière.

Dans le courant de juillet, les extrémités inférieures s'affaiblirent progressivement; la démarche du malade était celle d'un homme ivre; les jambes fléchissaient sous lui, et enfin la marche et la station devinrent impossibles.

Le malade commença à bégayer. Tremblante, embarrassée d'abord, la parole devint de plus en plus gênée. L'enfant cherchait à exprimer ses besoins par quelques sons inarticulés; enfin la voix finit par s'éteindre. L'intelligence baissant graduellement, le malade tomba dans un état d'idiotisme. L'émission de l'urine était devenue involontaire.

Les contractures, de plus en plus fortes et fréquentes, s'étendirent aux muscles du tronc. Pendant les accès, la face s'injectait et de l'écume se montrait quelquefois à la bouche, le malade éprouvait aussi une forte dyspnée.

Les selles, qui jusqu'alors avaient été régulières, devinrent plus rares; il fallut recourir aux purgatifs pour vaincre une constipation opiniâtre.

Cet état persista sans aggravation des symptômes, comme sans amélioration, jusqu'au mois d'avril 1843. Alors le malade commença à maigrir et à perdre l'appétit. Les accès de contractures se répétèrent plus souvent, 4, 5, 6 fois par jour et même davantage, et avec plus de violence.

Les parents se décidèrent à l'amener à Strasbourg. Ce sont eux, ainsi que M. le docteur Bernauer de Seltz, qui nous ont fourni les renseignements qui précèdent.

État actuel. Embonpoint assez bien conservé. Muscles fortement prononcés. Expression d'hébétude de la face, qu'on observe souvent chez les épileptiques. Pupilles non dilatées; regard parfois fixe; yeux peu mobiles.

Au moment où nous observons le malade, il est dans un état de contracture générale. Les muscles de la nuque, ainsi que ceux de la région dorsale et lombaire, sont pris de contracture permanente. Les extrémités supérieures et inférieures ne sont contracturées que par accès irréguliers, mais très-rapprochés. Il y a absence complète de sensibilité; le malade ne manifeste du moins aucune sensation, lorsqu'on pince la peau des différentes parties du corps ou lorsqu'on exerce des pressions le long de la colonne vertébrale.

Les mâchoires sont tantôt violemment serrées l'une contre l'autre, tantôt prises soudain de mouvements spasmodiques analogues à ceux de la mastication, mais se succédant avec une rapidité beaucoup plus grande.

Les contractures des muscles du tronc et des membres sont également très-violentes. On ne peut vaincre la force de flexion des membres, tant elle est énergique par moments. Le tronc est surtout contracturé postérieurement et à gauche, de manière à être fortement renversé en arrière et vers le côté gauche. Les muscles de la nuque et du dos restent souvent contractés pendant le sommeil même, qui d'ordinaire est assez calme.

Pendant la durée des accès, qui varient d'intensité, la face s'injecte et se couvre de sueur, ainsi que le reste du corps.

Le pouls est fréquent, l'appétit nul. Depuis plusieurs jours le malade est constipé.

Le 2 *mai*. Dans la soirée d'hier, il y a eu cessation momentanée des accès convulsifs. La nuit a été assez bonne, le malade ayant dormi pendant quelques heures sans interruption. Ce matin, les accès ont reparu. Le pouls est très-fréquent et très-dur.

Durant les journées du 2 et du 3, les accès alternent avec quelques heures de sommeil.

Le 4. Le malade a été dans un état de contracture générale depuis 11 heures du soir jusqu'à 2 heures du matin, sans discontinuer. Puis il est tombé dans un état d'abattement suivi de somnolence. Le pouls est plus fréquent.

Le 5. Ce matin, les accès se succèdent avec rapidité. Le malade, que l'on nourrissait avec un peu de lait, ne peut plus rien prendre. Les mâchoires, convulsivement serrées, ne permettent aucune introduction de liquide dans la bouche. Face rouge; écume à la bouche. Sueur abondante à la face et sur toute la surface du corps.

Vers le soir, dyspnée intense, râle trachéal. On peut à peine contenir le malade, tant sont fortes les secousses convulsives. Le tronc décrit un arc de cercle en arrière. Cet état se prolonge jusqu'au lendemain à 5 heures du matin. Alors les contractions cessent, la respiration s'embarrasse et le malade meurt une heure après.

Autopsie cadavérique. — *Cavité crânienne.* Le cerveau présente à l'extérieur un aspect et une consistance normale. Les méninges n'offrent rien de particulier. Après avoir enlevé couche par couche le tiers des hémisphères cérébraux, on arrive sur une surface plus dure, plus résistante, que l'on parvient à isoler du reste de la substance cérébrale. Après que la tumeur est dégagée, on voit qu'elle n'a que des rapports de contiguïté avec la masse cérébrale.

Cette tumeur[1] est adhérente à la faux du cerveau au point où elle se dédouble pour former la tente du cervelet, près de l'origine du sinus droit; placée dans la direction des veines de Galien, elle pénètre dans le troisième ventricule; après avoir dilaté considérablement cette cavité, elle a pullulé vers les ventricules latéraux en les distendant également, et en comprimant vers l'extérieur les couches optiques et le corps strié qui en est en partie effacé; la cloison transparente a disparu, mais on a bien trouvé et pu distinguer encore les piliers antérieurs et postérieurs de la voûte.

A la suite de la disparition de ces différentes parties, le troisième ventricule et les deux ventricules latéraux ne formaient plus qu'une seule cavité, dans laquelle reposait la tumeur. Celle-ci, de forme sphérique, est du volume d'une orange; elle est mamelonnée à sa surface et divisée selon son diamètre longitudinal par une scissure profonde, dans laquelle passe la faux elle-même, qui se continue librement en arrière et en avant. Sa plus grande circonférence est de 24 centimètres dans le sens antéro-postérieur; mesurée dans la direction d'une bosse pariétale à l'autre, elle est de 17 centimètres; son poids est de 180 grammes. Une incision faite dans la tumeur, démontre que sa substance est dure, ressemblant, au premier coup d'œil, à du tissu lardacé, mais l'examen microscopique y a fait reconnaître la présence exclusive de fibrilles de tissu connectif, excessivement serrées et enchevêtrées les unes dans les autres, ce qui autorise à penser que le point de départ du *produit pathologique* était l'enveloppe fibreuse du cerveau; le nom de *tumeur fibreuse* est donc celui qui convient le mieux à cette affection organique.

Réflexions. Le *fongus* de la dure-mère qui a principalement attiré l'attention des observateurs, est celui qui, siégeant à la partie de la méninge fibreuse qui tapisse la face interne du crâne, altère celui-ci et finit par le perforer et se produire au dehors, sous forme de tumeur. C'est de cette espèce de fongus qu'il est question dans les mémoires de Louis, des frères Wenzel, de Walther, d'Ebermaier; c'est elle qui a donné lieu à la controverse sur le point de départ du mal, que les uns ont placé dans la dure-mère, les autres dans le crâne, d'autres encore dans le péricrâne, le crâne et la dure-mère

---

1. Voy. fig. II.

I.º TUMEUR-FIBRO-FONGUEUSE DE LA DURE MÈRE.

Observée par M.^r le Professeur **STOEBER**. (Musée d'Anat.^{le} pathol.^{ique} N.º 2280.^c)

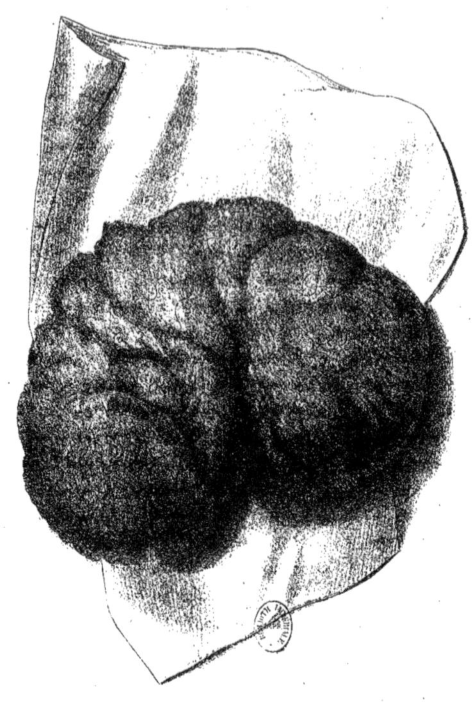

II.º TUMEUR FIBREUSE DE LA DURE MÈRE,

Observée par M.^r le Professeur **STOEBER**. (Musée d'Anat.^{le} pathol.^{ique} N.º 2280.^c)

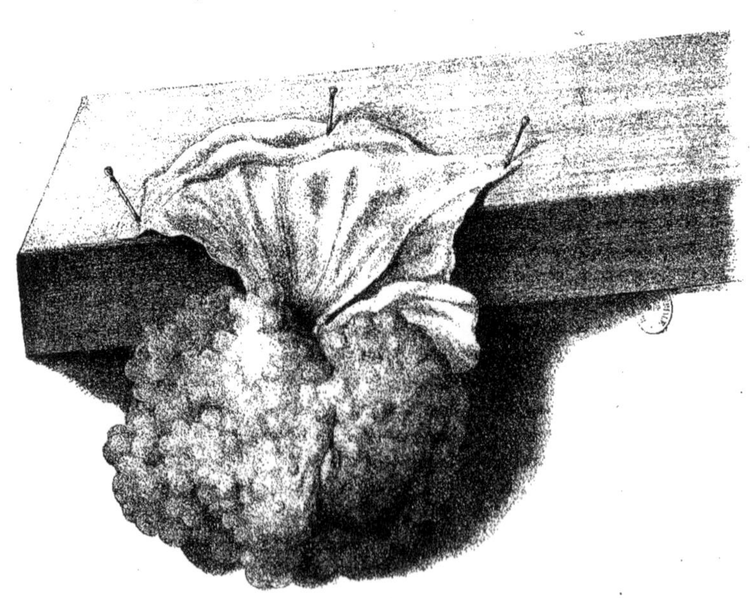

réunis. S'il était nécessaire de combattre l'opinion exclusive de ceux qui ont soutenu que l'os était toujours le point de départ des tumeurs de la dure-mère, nous ajouterions nos deux observations à celles qui sont déjà connues.

Le nombre des faits de ce genre, publiés avec détails, est cependant peu considérable. Par suite d'un examen anatomique trop superficiel, ces tumeurs paraissent avoir été souvent considérées comme des tubercules ou des cancers du cerveau.

Les deux observations qui précèdent, offrant l'exemple de tumeurs identiques, quant à leur siége, présentent encore certaines analogies et surtout de grandes différences :

Dans les deux cas, la cause du mal est inconnue. On ne peut rapporter le développement de ces tumeurs ni à une violence traumatique, ni à une diathèse évidente. L'enfant était issu de parents bien constitués; il avait été lui-même toujours bien portant et ne présentait aucune trace d'affection scrofuleuse.

Le second malade avait eu à la vérité des affections syphilitiques, mais assez longtemps avant l'apparition des premiers phénomènes de la maladie à laquelle il a succombé; rien dans sa constitution ne dénotait la présence d'une cachexie pareille, et ses enfants étaient bien portants. Cependant la présence d'une exostose à la face interne du crâne pourrait faire penser que celle-ci, ainsi que la tumeur de la dure-mère, n'était pas sans rapport avec les maladies vénériennes dont le malade avait été affecté bien des années auparavant. Ajoutons cependant qu'un traitement mercuriel et l'emploi de l'iodure de potassium, mis en usage chez le malade, n'avaient nullement modifié son état.

Les symptômes n'ont pas été les mêmes chez nos deux malades. Tandis que l'un a eu une céphalalgie violente et longtemps continuée, l'autre n'a jamais accusé de douleur à la tête; chez le premier, les facultés intellectuelles ont été troublées dès le début du mal; le second a joui de sa raison jusqu'à la fin. Les convulsions étaient cloniques et toniques et presque continues chez L.; elles affectaient, au contraire, la forme d'accès épileptiques chez C. et ne se répétaient quelquefois qu'à de longs intervalles.

Ces différences paraissent provenir en partie du siége de l'affection.

On a considéré la douleur violente et fixe à la tête comme un symptôme constant des affections de la dure-mère. Chez l'un de nos malades elle a manqué. Cette douleur ne me parait être constante que dans les cas où la maladie siége dans la partie de la dure-mère qui tapisse la face interne du crâne et dans les os eux-mêmes; tandis qu'elle ne s'observe guère, lorsque c'est un des replis de la méninge qui se trouve affecté.

Le trouble des fonctions intellectuelles a dû exister plutôt chez L. que chez C., car dans le premier cas, la tumeur comprimait et altérait les deux hémisphères cérébraux. Chez C. l'un des hémisphères étant seul comprimé, l'autre a pu continuer ses fonctions. Ce cas rappelle celui de M. Andral (Clinique médicale, t. V, p. 1), dans lequel l'intelligence n'avait jamais été troublée et qui présenta à l'autopsie une tumeur de la dure-mère, s'enfonçant dans le cerveau, dont la substance n'était ni ramollie, ni condensée, mais paraissait avoir été résorbée. Quant aux mouvements convulsifs, ils n'ont dû se manifester que lorsque les parties de la base du cerveau ont commencé à être affectées.

Je n'ai point parlé du traitement employé chez mes malades. Que dirais-je, en effet, qui ne dénote l'impuissance de notre art contre ces formations hétéroplastiques, qu'elles soient situées à la surface de notre corps ou cachées dans les parties internes? Tous les moyens préconisés contre l'épilepsie ont été passés en revue et employés chez M. C., indépendamment du traitement mercuriel et de celui par l'iodure de potassium, dont j'ai déjà parlé.

Le jeune L. a été traité surtout par les antiscrofuleux, les résolutifs; dès les premiers temps de sa maladie, on soupçonnait la présence d'une tumeur dans le cerveau, qu'on croyait être de nature tuberculeuse. Les préparations mercurielles, antimoniales, iodées, l'huile de foie de morue, les toniques, ont été tour à tour mis en usage.

Chez les deux malades, les moyens employés n'ont paru en rien modifier la marche de la maladie, qui a progressé lentement, mais d'une manière continue, vers la terminaison fatale.

TUMEURS DÉVELOPPÉES DANS LES NERFS.

(NÉVROMES.)

BIBLIOGRAPHIE.

P. J. Descot, Dissertation sur les affections locales des nerfs. Paris, 1825, in-8°.

Delaroche et Petit-Radel, article Tumeur, dans l'Encyclopédie méthodique.

Everard Home, *Transactions of a society for the improvement of the*, etc. Vol. 2.

Sédillot, Journal de médecine, t. L.

J. B. Buzin, Observations sur quelques faits rares de médecine pratique. Diss. Paris, 1806.

Delpech, article Cancer, dans le Dictionnaire des sciences médicales.

Cheselden, *Anatomy of the human body*, 1741, p. 206.

Morgagni, *De sedibus et causis morborum*. Venet., 1761, epist. L.

Hasler, *De neuromate, Diss. inaug. Turici*, 1835.

Knoblaucii, *De neuromate et ganglüs accessoriis veris. Diss. inaug. med.* Heidelberg, 1843.

Rob. Smith, *Treatise on the pathology, diagn. and treatment of nevroma*. Dublin, 1849, gr. in-fol.

Moleschott, *Pathol. anatomische Bemerkungen über das Neuroma. V. Griesinger's Archiv. VIII*ter *Jahrgang. 2. 52.*

V. Canstatt's *Jahresbericht über die Fortschritte, etc., für 1849*, 3ter *Band, 1850, Lokal-Pathologie, p. 108, etc.*

Virchow, *Ueber einen Fall von vielfachen Neuromen. Arch. für pathol. Anatomie, Band XII, Heft 3.*

Virchow, *Das wahre Neurom. Arch. für pathol. Anatomie, Band XIII.*

Volkmann (Richard), *Bemerkungen über einige, von Krebs zu trennende Geschwülste*, p. 37, *Neurom.*

— *Ueber ein faustgrosses ulcerirtes Nevrom in Handteller.* Virchow's *Archiv, Band XII, Heft 1.*

Ræ, *Tumor connected with the left corpus striatum. Arch. of med.*, n° 1, 1858.

H. Luschka, *Die Faserkerngeschwulst an Wurzeln von Rückenmarksnerven.* Virchow's *Archiv, Band II*, p. 384.

Schuh, *Textur der Neurome. Zeitschrift Wiener Aerzte. Januar 1858.*

Ludw. Benjamin, *Neurom innerhalb der Rückenmarkshäute.* Virchow's *Archiv, Band XI*, p. 87.

Fuhrer, *Neurombildung und Nervenhypertrophie. Arch. f. phys. Heilkunde*, 2tes *Heft, 1856.*

Long, *Neuroma and painful subcutaneous tumor. The med. Times and Gazette, Jan. 1856.*

E. Image, *Neuroma of the left median-nerve. Assoc. med. Journ. 1850. Jul. 14.*

Flor. Kupferberg, *Ein Beitrag zur pathologischen Anatomie der Geschwülste im Verlaufe der Nerven. Inaugural-Abhandl. (Giessen.) Mainz, 1854, in-4°, 30 Seiten mit 4 Tafeln.*

— *Beschreibung eines sehr merkwürdigen Falles von zahlreichen Neuromen die sich bei einem 60jährigen Mann entwickelt hatten.*

Houel, Mémoire sur le névrome, avec une observation de névromes multiples. Mém. de la Soc. de chirurgie, t. III, p. 249. Avec un rapport de M. Lebert, p. 267.

— Description soignée d'un cas de névromes multiples, observé dans le service de M Nélaton.

Bickersteih, Névrome du grand nerf sciatique; excision sans division du nerf; guérison. III *Monthly journal of medical sciences of Edinburgh.*

Cabaret, Observation d'un névrome donnant lieu à une névralgie lombo-abdominale. Gazette médicale de Montpellier, numéros de janvier à mars 1851.

Bonnet, Extirpation d'un névrome, faite en laissant le nerf intact. Gazette médicale de Lyon; octobre, novembre et décembre 1849.

Heyfelder, Extirpation d'un névrome situé dans le mollet gauche. *Journal für Chirurgie und Augenheilkunde*, par Walther et Ammon, du 1er octobre 1843 au 30 septembre 1844.

A. Legrand, Sur la cautérisation destructive appliquée au traitement du névrome. Communication faite à l'Académie des sciences, dans la séance du 9 août 1858.

Tavignot, Névromes (sur le trajet du nerf orbitaire). Observation prise dans le service de M. Blandin. Bulletin général de thérapeutique médicale et chirurgicale, numéros d'août, septembre, octobre, novembre et décembre 1840.

Ruihaum à Rathenow, Trois observations de névromes. (*Wochenschrift für gesammte Heilkunde.* Voy. Gazette médicale de Paris, année 1840, p. 798.)

Aronssohn (Léon), Dissertation sur les tumeurs développées dans les nerfs. Strasbourg, 1822, in-4°.

Velpeau, Névrome du nerf sciatique; leçons orales de clinique chirurgicale, t. III, p. 250.

Robert, Névromes du bras. Observation communiquée à la Société de chirurgie de Paris dans la séance du 18 juin 1851. (Voy. Union médicale, 21 juin 1851, p. 296.)

1

Morel-Lavallée, Observation de névromes nombreux sur le bras d'un même individu. Communication faite à la Société de chirurgie, le 18 juin 1851. (Voy. Union médicale, 21 juin 1851, p. 296.)

Adams, *On neuroma; in Proceedings of the pathol. Society of Dublin. Dublin quarterly journ. of med.*, mai 1848.

Brun, Maladies chirurgicales des troncs nerveux. — Névromes. — Journal de médecine de Lyon, octobre 1842, p. 258.

Schuh (Franz), *Ueber die Erkenntniss der Pseudo-Plasmen. Wien, 1851.* Renferme un article sur la structure des névromes. (Ouvr. analysé dans *Cannstatt's Jahrb. für 1851*, par Virchow.)

Bruch, Examen d'un névrome du plexus brachial. (Voy. *Diagnose der bösartigen Geschwülste. Mainz, 1847.* 1 vol. in-8°, p. 211.)

Romberg, Observation d'un névrome du nerf sciatique. (*Lehrbuch der Nervenkrankheiten des Menschen. Berlin, 1849,* p. 235.)

NÉVROME DU NERF SCIATIQUE,

OBSERVÉ PAR M. LE DOCTEUR Fréderic LAUTH.

(Pièce conservée au Musée d'anatomie pathologique sous le n° 2348.)

OBSERVATION.

Anne-Marie Adam, femme de Michel Milo, cultivateur à Marlenheim, âgée de quarante-cinq ans, d'une constitution robuste, mère de plusieurs enfants bien portants, avait toujours joui d'une bonne santé. Au commencement du mois de novembre 1823, étant placée à la porte d'une étable et voulant empêcher un porc d'en sortir, elle fut renversée par l'animal, et dans sa chute, sa hanche gauche heurta violemment contre le seuil de la porte. Elle ressentit au premier moment une vive douleur, mais qui disparut dans la journée. Cependant deux ou trois semaines plus tard, il survint une faiblesse dans la jambe du même côté, accompagnée d'engourdissements et de gêne dans les mouvements. Au commencement du mois de janvier 1824, en montant un escalier avec un baquet rempli d'eau, le pied lui manqua, et elle tomba sur la même partie qui avait été affectée, lors de sa première chute. La faiblesse de sa jambe qui datait de l'époque de cette chute était, selon elle, la seule cause de ce nouvel accident. La douleur qu'elle ressentit au moment de cette seconde chute fut encore très-vive, cependant elle se dissipa le lendemain; mais à l'engourdissement de la jambe s'était joint un sentiment particulier de fourmillement tout le long de l'extrémité gauche, ce qui détermina la malade à consulter le médecin de l'endroit. Celui-ci l'examina avec attention; il ne trouva qu'une légère contusion vers le bas de la fesse gauche, et contre laquelle il prescrivit les remèdes usités en pareil cas. Il ne put découvrir à cette époque aucune tumeur. La jambe et le pied se trouvaient à l'état naturel, sans rougeur ni gonflement; en les touchant, la malade n'éprouvait aucune douleur. Quelques jours plus tard cependant, le sentiment de fourmillement fit place à une douleur brûlante, qui s'étendit depuis le genou jusqu'aux orteils, en suivant la direction des gros troncs nerveux : on crut avoir affaire à une affection rhumatismale; des bains et des diaphorétiques furent employés, sans succès, pendant plusieurs semaines. La douleur augmentant toujours, la malade ne pouvait plus marcher qu'avec peine et fut enfin obligée de garder le lit.

Vers le milieu du mois de mars 1824, on remarqua pour la première fois à la fesse gauche, à l'endroit correspondant à l'échancrure sciatique, une petite tumeur indolente, peu mobile, assez dure, de la grosseur d'une noix. Elle ne faisait pas saillie apparente, mais en touchant la place avec le doigt, on la sentait distinctement. La peau qui la recouvrait était saine et de couleur naturelle. La malade ne fit pas attention à cette tumeur, parce qu'elle ne la faisait pas souffrir; la douleur de la jambe, seule, l'inquiétait.

Des sangsues, des ventouses sèches et scarifiées, des vésicatoires, des sinapismes, furent successivement employés pendant plusieurs mois, sans le moindre résultat. La tumeur continuait à grossir et les douleurs augmentaient en proportion. La malade ne dormait plus la nuit, par suite des souffrances continuelles qu'elle éprouvait, sa digestion fut dérangée, elle maigrissait considérablement et il survint de la fièvre. Des fomentations résolutives furent appliquées, tant sur la tumeur que sur la jambe, sans que la malade en ressentît le moindre soulagement. L'opium prescrit à forte dose, soit en potions, soit à l'extérieur, ne produisit aucun effet. Le seul soulagement que la malade put se procurer, fut de comprimer la tumeur avec la main; alors la douleur était moins intense, mais ne cessa pas entièrement.

Vers le milieu du mois de juillet 1824, la tumeur avait acquis le volume d'un œuf d'oie. Elle faisait saillie à la partie inférieure de la fesse gauche, et l'état de maigreur de la femme permit de l'examiner en détail. Elle était de forme ovale, plus large en haut qu'en bas. Les téguments étaient toujours sains et de couleur naturelle. La partie supérieure de la tumeur, correspondant à l'échancrure sciatique, s'étendait jusqu'au delà du pli de la cuisse. Elle était dure et peu mobile. En la comprimant, la malade éprouvait un soulagement momentané. L'état commençait à devenir inquiétant, la douleur brûlante de la jambe et du pied devint insupportable et lui faisait endurer des souffrances continuelles. Elle disait éprouver une sensation, comme si on lui arrachait les chairs avec des tenailles.

D'après ces symptômes, il ne pouvait plus y avoir de doute sur la nature de la maladie. Mais la tumeur pouvait s'être développée, ou à côté du nerf sciatique en exerçant une pression sur lui, ou bien dans l'intérieur même de son tissu; elle était sans contredit la seule cause de tous les tourments. Une opération était indiquée dans les deux suppositions et la malade la demandait avec instance, en disant qu'il lui était impossible de vivre plus longtemps ainsi. Depuis quatre semaines les douleurs devenues atroces, ne lui avaient plus permis de dormir un seul instant. Il y avait un dégoût absolu pour les aliments solides, et la pauvre malade ne s'était nourrie, dans les derniers jours, que d'un peu de bouillon. Elle était d'une maigreur extrême, et une fièvre lente s'était jointe aux autres symptômes.

On procéda à l'opération le 18 juillet 1824, huit mois et demi après l'accident. La malade ayant été couchée sur le ventre, on fit une incision verticale, longue de six pouces, dans le sens de la longueur de la tumeur. Le tissu cellulaire sous-cutané était très-lâche, et l'on ne rencontra que peu de vaisseaux. Les fibres du grand fessier étaient pâles, et l'épaisseur de ce muscle était tout au plus de deux ou trois lignes. Ce plan charnu ayant été divisé, la tumeur parut dans toute sa longueur. Elle était de forme ovale, large par en haut, et se rétrécissant vers son extrémité inférieure. Sa surface lisse était un peu bosselée et inégale, et son tissu paraissait assez dense. Après avoir séparé le tissu cellulaire qui réunissait la tumeur aux parties environnantes, on vit distinctement le nerf sciatique sortir par l'extrémité inférieure dont la partie supérieure était engagée dans l'échancrure sciatique. En saisissant la tumeur avec la main et tirant sur elle, on parvenait à la faire descendre un peu et alors on put voir y pénétrer le nerf. Cette manipulation et même en comprimant la tumeur avec la main, bien loin de causer des douleurs à la malade, lui faisaient éprouver au contraire un peu de soulagement. Le siége de la maladie se trouvait donc dans le tissu même du nerf, et l'ablation de ce dernier devenait le seul moyen de délivrer la malade de ses souffrances. Pour y procéder, un aide saisit la tumeur avec sa main et l'éloigna autant que possible de l'ouverture sciatique, et le nerf fut coupé à une ligne et demie à peu près de la tumeur. Au moment de la section, l'opérée jeta un cri et dit aussitôt: « Ah! Dieu soit loué, je n'ai plus de mal, mais je sens que ma jambe est morte. » Inférieurement, le nerf fut coupé à un pouce à peu près, de la tumeur. La malade supporta cette grave opération avec beaucoup de patience et de résignation, de sorte que l'assistance de quelques-uns de ses parents qu'on avait priés de se trouver là pour la contenir, fut jugée inutile. Plusieurs petits vaisseaux lésés pendant l'opération, furent liés et la plaie fut réunie par première intention.

La malade se remit assez tôt de ses longues souffrances. Le dixième jour elle pouvait déjà quitter son lit et le vingtième, la plaie était entièrement cicatrisée. Six semaines après l'opération, elle a été examinée une dernière fois, dans le but de constater l'état de la cicatrice. Cette femme paraissait alors jouir d'une santé parfaite, elle avait même pris de l'embonpoint.

La cicatrice était linéaire et très-unie. En la touchant et en la pressant même avec la main, on ne provoquait pas la moindre douleur. La peau du bassin et de toute l'étendue de la cuisse, était douée de sa sensibilité naturelle. Les mouvements de la cuisse sur le bassin, s'exécutaient avec facilité dans toutes les directions. L'extension et la flexion de la jambe, se faisaient aussi sans la moindre difficulté. La peau de la face interne de la jambe et du dos du pied avait également conservé sa sensibilité, mais cette faculté n'existait plus ni à la face externe de la jambe ni à la plante du pied et aux orteils. Les mouvements du pied sur la jambe et ceux des orteils sur le métatarse n'obéissaient plus à la volonté, mais ces parties se laissaient fléchir et étendre, sans causer de sentiment désagréable. Il n'y avait de gonflement, ni à la jambe, ni au pied. Le battement de l'artère poplitée du côté opéré, ne différait

4

pas de celui de l'autre jambe. Ce qui paraissait extraordinaire, c'est que cette femme marchait avec
facilité et sans béquilles, à l'aide d'une simple canne qu'elle portait dans sa main droite. Sa démarche
était celle d'une personne pourvue d'une jambe de bois. En avançant la jambe opérée, elle lui faisait
faire un demi-cercle en dehors avant de la placer, puis elle la posait, et s'appuyant sur sa canne, elle
avançait l'autre jambe. Elle disait que cet exercice ne la fatiguait nullement et qu'elle pouvait vaquer à
ses occupations domestiques. On a appris que, quelques semaines plus tard, l'habitude de marcher
et un exercice prolongé, lui ont même permis de quitter la canne. Elle marchait seule et pouvait
s'occuper de travaux ruraux.

Note. Au mois de février 1825, à peu près sept mois après l'opération, cette femme fut atteinte, sans
cause connue, d'une tumeur au milieu du dos, à la hauteur de la septième vertèbre de cette région.
Cette tumeur était d'une couleur foncée et faisait beaucoup souffrir la malade; elle s'est abscédée au
bout de quelques semaines, il en est sorti du pus mêlé à beaucoup de sang caillé. Plus tard, il s'est
formé au même endroit un large ulcère répandant une odeur fort désagréable, et la malade dépéris-
sant à vue d'œil, mourut de marasme, au mois de mai 1825. Le médecin qui l'avait visitée dans la
première maladie et qui avait pratiqué l'extirpation de la tumeur du nerf sciatique, n'ayant pas été pré-
venu, n'a pu procéder à l'autopsie qu'il eût été intéressant de faire, pour constater l'état des parties
atteintes par l'instrument tranchant, lors de l'opération, et surtout celui des extrémités cicatrisées du
nerf coupé.

Caractères extérieurs du névrome enlevé. (Voy. la planche, fig. I et II.)

La forme est irrégulièrement ovalaire; elle est bosselée et recouverte, dans la plus grande partie de
sa surface, par des cordons nerveux, écartés les uns des autres et formant une espèce de réseau à sa
superficie. Le bout supérieur du nerf sciatique, coupé très-court dans l'opération, au niveau de
l'échancrure du même nom, se divise aussitôt en trois parties très-distinctes. *La première*, formant à
peu près la moitié de l'épaisseur totale du nerf, passe, sans être modifiée, le long de la partie postérieure
de la tumeur, sans y être autrement adhérente que par un tissu cellulaire très-lâche, et s'en va rejoindre
le bout inférieur où le nerf a repris toutes ses dimensions par son union aux deux autres portions.
(Fig. II, a, a.)

La seconde partie, se séparant également du tronc commun, vient se répandre par de nombreux
filets et filaments au delà d'un bon tiers de la surface totale de la tumeur. De ces filets, les uns vont
se distribuer, de distance en distance, dans l'espèce d'enveloppe fibreuse de la tumeur, en se confon-
dant avec son tissu; d'autres, après avoir contourné les bosselures et traversé quelques sillons profonds
de la masse entière, reparaissent vers l'extrémité inférieure de la tumeur, pour rejoindre le tronc du
nerf. (Voy. Fig. II, b, b, b.)

La troisième partie présente, déjà à l'endroit de la section, une altération telle, que les cordons
nerveux, énormément renflés, sont transformés en une masse à surface bosselée à consistance variable
et dont l'ensemble forme la totalité de la tumeur. (Voy. Fig. I, c, c, c.)

Quelques-uns de ces cordons ainsi altérés et dont le trajet a pu être poursuivi le long de la surface
supérieure de la tumeur, reprennent néanmoins, plus loin, leur dimension normale, pour s'unir également au tronc commun (voy. Fig. I, d, d, d), tandis qu'une autre série de filets, dans l'étendue
desquels s'était développée la presque-totalité de la substance étrangère, est restée dans cet état d'altération jusqu'à l'extrémité inférieure de la masse (Fig. I, e, e, e), où réunie aux cordons de la première
et de la seconde partie du nerf, elle contribue à constituer derechef la totalité du sciatique. (Fig. I, f.,
et fig. II, f.)

L'analyse microscopique des éléments composant la tumeur, due aux soins et à la complaisance de
M. le docteur Michel, chef des travaux anatomiques de la Faculté de médecine, aujourd'hui professeur
de médecine opératoire, a donné les résultats suivants:

Aspect général. Sur une coupe mince, examinée à un grossissement de 350, on voit sur un fond
obscur, d'un jaune noirâtre, quelques stries jaunâtres d'une nuance beaucoup plus pâle et de grosseur
différentes; en les suivant jusqu'à l'entrée du nerf sciatique, dans l'intérieur de la tumeur, on s'aperçoit
qu'elles se réunissent en ce point en un tronc commun, se continuant directement avec le cordon
nerveux entier. Ces stries sont formées, à ne pas en douter, d'après les assertions de M. Michel, de
tubes nerveux.

Le fond noirâtre se compose d'une espèce de gangue, enveloppant les fibres nerveuses; cette trame est formée en grande partie d'un tissu à fibres fines, s'entre-croisant dans tous les sens; dans quelques points de son étendue, on distingue des mailles logeant les éléments d'une substance fibro-plastique, à l'état de développement; dans d'autres, moins nombreux et plus lâches, se présente une foule de granulations irrégulières, sans caractère bien tranché, résultat probable d'une macération prolongée de la pièce, dans l'esprit-de-vin.

Il semble évident, d'après ces recherches, que cette énorme tumeur, développée dans l'épaisseur du nerf grand-sciatique, se compose en majeure partie d'un tissu fibreux accidentellement développé, enveloppant et écartant les filaments nerveux les uns des autres, et contenus dans une masse commune; il est, de plus, très-probable que cette formation nouvelle a pris naissance sur le névrilème des cordons nerveux, et que par son accroissement progressif elle a dissocié, séparé les filaments primitifs, au point de les envelopper complétement et de former ainsi la masse de la tumeur, à l'extrémité inférieure de laquelle on voit paraître très-distinctement tous les cordons dans leur état normal, tels qu'ils s'étaient engagés dans la partie supérieure et peu avant leur transformation. Ce névrome peut donc être qualifié de *tumeur fibreuse* développée dans l'épaisseur du nerf sciatique.

NÉVROME DU NERF MÉDIAN

OBSERVÉ PAR M. LE DOCTEUR ARONSSOHN[1].

(Pièce conservée au Musée d'anatomie pathologique sous le n° 2347.)

Dorothée Wahl, non mariée, âgée de soixante-neuf ans, entra, le 3 juin 1818, dans les salles de chirurgie de l'hôpital civil de Strasbourg, se plaignant d'une douleur cuisante à la paume de la main gauche; cette femme était d'une constitution assez robuste; les fonctions n'étaient pas sensiblement troublées, quoique des souffrances presque continuelles la privassent souvent du sommeil; la physionomie portait l'empreinte de la douleur. Elle ne pouvait fournir aucune donnée sur les maladies antécédentes. En examinant la main, je n'y pus rien découvrir qui s'écartât de l'état naturel; mais au milieu de la face interne de l'avant-bras, j'aperçus une tumeur non mobile, très-dure, indolente, de la grosseur et de la forme d'un œuf de poule; elle faisait un peu saillie en soulevant la peau, qui était libre et saine; survenue plusieurs années auparavant, sans cause manifeste, elle avait pris un accroissement très-lent. Malgré les fondants les plus énergiques, employés en topiques pendant quatre mois, la tumeur continuait à grossir, et la douleur ardente, à la paume de la main, devenait plus intense, et était souvent accompagnée de fièvre. La malade donnait peu d'attention à la tumeur de l'avant-bras; la douleur fixe l'inquiétait seule; cependant la partie qui en était le siége, n'offrait aucune altération, si ce n'est que parfois elle était couverte d'une sueur abondante, sans que le reste du corps y participât. Les doigts de cette main étaient habituellement en demi-flexion; l'appétit avait diminué et le sommeil était rare. Telle était la situation de cette femme, lorsqu'elle fut admise (le 2 octobre) comme pensionnaire à l'hôpital et évacuée des salles de chirurgie.

Trois semaines après, elle vint de nouveau implorer les secours de l'art contre la douleur brûlante, qui, étant devenue continuelle, faisait endurer à cette malheureuse, nuit et jour, des souffrances atroces,

[1] L'édition de la *Dissertation* de M. L. ARONSSOHN étant épuisée, j'ai reproduit de son consentement, cette observation telle qu'elle a été insérée dans son travail publié en 1822, en y joignant les dessins correspondants.

qu'elle comparait à l'effet de braises placées dans sa main. Considérant ce mal opiniâtre comme provenant de la pression de la tumeur sur le *nerf médian*, j'entrepris de l'extirper. Je fis une incision longue de trois pouces et demi dans le sens du plus grand diamètre de la tumeur; les téguments et une couche musculaire étant ainsi divisés, j'arrivais à la tumeur, qui présenta une consistance très-ferme; elle s'étendait tellement dans la profondeur, et était fixée si solidement par les muscles et les autres parties qui l'entouraient de toute part, qu'il aurait fallu disséquer longuement et péniblement, pour terminer l'opération de la manière dont je l'avais conçue d'abord. Dès lors, je crus devoir tenter de fondre cette tumeur par la suppuration; je l'incisai donc, dans la profondeur de quatre lignes et dans une étendue de deux pouces et demi, et après avoir interposé de la charpie entre les bords de la plaie, j'entourai le membre d'un bandage roulé.

L'opération avait été très-douloureuse, surtout lors de l'incision faite dans l'épaisseur de la tumeur. Une fois mise à découvert, celle-ci acquit une telle sensibilité, qu'il suffisait de la toucher légèrement, pour faire jeter de hauts cris à la malade. La substance propre de la tumeur était très-dure; à l'intérieur elle avait un aspect stéatomateux; l'effusion de sang fut assez considérable, sans que j'aie pu découvrir d'artère à lier. L'opération ne fut point suivie d'accident; mais les anciennes souffrances persistèrent, et malgré toutes les tentatives pour faire suppurer la tumeur, la plaie qui avait été faite se rétrécit et celle des téguments marcha vers la cicatrisation. La malade, déjà affaiblie, fut atteinte (le 6 novembre), douzième jour de l'opération, d'une fièvre intermittente quotidienne, dont les accès avaient lieu le soir; cette fièvre ne céda point à l'emploi des remèdes appropriés, devint continue et fut accompagnée de dyspnée. Les douleurs à la main avaient toujours la même intensité; l'œdème s'empara du membre malade, puis des autres; la prostration des forces devint extrême et la mort arriva le 24 novembre.

Examen anatomique. Après avoir découvert la tumeur, je vis qu'elle tenait au nerf médian; ce n'est qu'après avoir coupé ce nerf, en haut et en bas, qu'elle put être enlevée. Cette tumeur, de consistance ferme, de forme oblongue et arrondie, longue de trois pouces, occupait la partie moyenne du nerf médian, entre le pli du bras et le poignet (fig. III, a, b). La partie la plus large était au milieu (fig. III, f); elle y mesurait un pouce et demi; de là la tumeur restait presque d'égale grosseur et à surface unie jusqu'à son extrémité supérieure; mais elle devenait fusiforme et inégale dans sa moitié inférieure. L'endroit par lequel le nerf semblait entrer dans la tumeur (fig. III, C), n'était pas sur la même ligne que celui par lequel il sortait (fig. III, E), car ce dernier se trouvait plus près de la face antérieure et l'autre se rapprochait davantage de la face postérieure.

Au-dessus de la tumeur, le nerf était dans son état naturel, tandis qu'au-dessous, il était plus gros et offrait une rougeur inflammatoire dans une étendue de 18 à 20 lignes (4 centimètres à peu près) (fig. III, d). M. le professeur Lobstein, sous les yeux duquel les dessins ont été faits, a bien voulu continuer la dissection de la tumeur, et je me félicite de pouvoir faire entrer dans la description que je vais en donner, le résultat des recherches d'un anatomiste aussi distingué.

Une incision longitudinale, faite à la partie moyenne et antérieure de la tumeur, fit voir: 1° que les trois cinquièmes supérieurs (fig. IV, c) formaient une masse ovoïde circonscrite, d'une consistance ferme, approchant de celle du squirrhe, d'une couleur blanche jaunâtre et offrant des traces de structure fibreuse à plusieurs points; 2° que les deux cinquièmes inférieurs consistaient en un tissu très-dense, ressemblant à du tissu cellulaire dégénéré (fig. IV, d); production pathologique intimement liée à la première; 3° le nerf médian, arrivé à la partie supérieure de la tumeur, éprouvait un grand écartement entre ses fibres, lesquelles se répandaient sur la surface de la tumeur, les unes (fig. IV, g) se portant jusqu'à son tiers inférieur, les autres (fig. IV, f) se perdant dans le tissu cellulaire, avant d'en avoir atteint la partie moyenne; 4° les filets nerveux, qui, par leur réunion forment le nerf médian, ont tous été rompus par la distension que leur a fait subir la tumeur, et la continuité du nerf n'était due qu'à la présence de la tumeur elle-même, qui servait de moyen de liaison entre la portion supérieure du nerf et la portion inférieure; 5° au bas de la tumeur, le nerf présente un petit tubercule (fig. IV, h) qui semble être l'endroit où la rupture de ses fibres s'est opérée; 6° de cet endroit le nerf s'introduit dans la tumeur (fig. III, E), au moyen d'un prolongement olivaire (fig. IV, i), que M. Lobstein regarde comme de nouvelle formation. Ce prolongement avait 20 lignes de longueur; il était d'une consistance assez ferme et offrait des traces d'inflammation; la portion inférieure de la tumeur lui fournissait une espèce de gaîne (fig. IV, d); arrivé à la portion sarcomateuse, il n'y pénétrait point, mais se portait derrière elle, en s'effilant peu à peu (fig. IV, k), pour se perdre en pointe dans du tissu cellulaire condensé. La pièce ayant été soumise à une légère macération, une nouvelle dissection fit voir que le nerf

TUMEURS DÉVELOPPÉES DANS LES NERFS.

Fig.I et II.Tumeur fibreuse développée dans le nerf sciatique. Obs.on communiquée par M.r le D.r Fréd.Lauth.
Fig.III,IV et V.Tumeur stéatomateuse du nerf médian observée par M.r le D.r Aronssohn.

Bout supérieur du nerf sciatique.
B.Extrémité inférieure du nerf médian.
B.Extrémité inférieure du nerf médian
Fig.I.
Fig.V.
Fig.III.
Fig.IV.
Fig.II.
Bout supérieur du nerf sciatique.
Bout inférieur du nerf sciatique.
A.Extrémité supérieure du nerf médian coupé.
A.Extrémité supérieure du nerf médian cou
Lith.E.Simon à Strasbourg

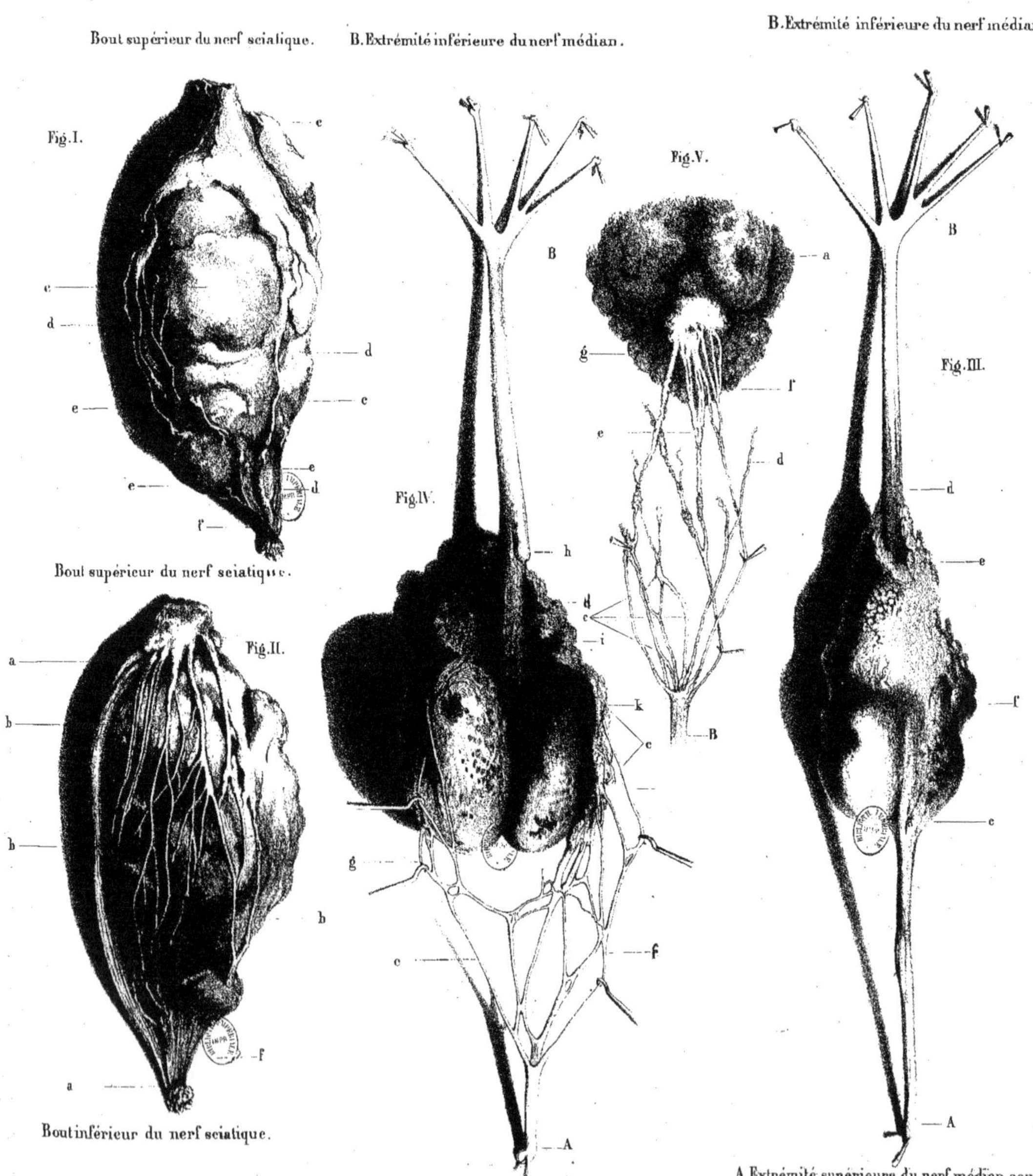

était réellement rompu au bas de la tumeur (fig. V, c, d), mais que plusieurs de ses filets (fig. V, e) se continuaient avec d'autres filets (fig. V, f) minces et résistants, très-blancs, qui étaient contenus dans le prolongement olivaire dont il a été question.

Les cavités splanchniques et les viscères qui y sont contenus, ne présentaient aucune trace d'altération.

Réflexions. Ce cas offre des circonstances bien remarquables; en effet, on voit une tumeur très-volumineuse se développer dans le centre d'un gros tronc nerveux, en distendre les filets jusqu'à ce que leur force de cohésion fût surmontée, et dans la succession de ces actes, qui exigèrent plusieurs années pour leur accomplissement, ne point affecter l'organe cérébral, ni même causer d'autre dérangement local que celui qui résultait de la masse de la tumeur; et enfin n'annoncer sa présence par aucun autre symptôme dynamique, qu'une douleur ardente fixée à la face palmaire de la main. Ce phénomène agit à la vérité avec tant de violence sur tout l'organisme, qu'il paraîtrait avoir entraîné la malade au tombeau, si pourtant la mort ne fut pas plutôt la suite de la fièvre intermittente (?) qui survint le douzième jour de l'opération et résista aux remèdes les plus efficaces. Mais quelle était la cause de cette fièvre? Ne pourrait-on pas la trouver dans cette inflammation si prononcée de la portion inférieure du nerf? inflammation qui paraît avoir été produite par les tentatives faites tant pour extirper que pour faire suppurer la tumeur, et qui y réveillèrent la sensibilité; car jusqu'alors elle avait toujours été indolente.

Ici se placent naturellement deux questions: la première, de savoir si l'inflammation du nerf n'existait pas avant que la tumeur fût mise à découvert; la seconde, de déterminer si cette inflammation, qu'elle ait préexisté ou non, a pu amener la mort.

Je réponds négativement à la première de ces questions, parce que, avant l'époque indiquée, il n'y avait aucun symptôme local d'inflammation, la tumeur étant tout à fait indolente et les mouvements des doigts non douloureux. Quant à l'ardeur permanente qui avait son siége à la face palmaire de la main, on ne saurait l'attribuer à cette cause, puisqu'elle s'est rencontrée dans des cas de tumeur développées dans des nerfs qui, à l'autopsie, n'ont point présenté de trace inflammatoire.

Je réponds affirmativement à la seconde question; me fondant sur ce que, dans d'autres cas, la mort a été l'effet de l'inflammation d'un gros tronc nerveux, comme cela est arrivé chez ce Français auquel Home avait entamé un cordon du plexus brachial, en voulant enlever une tumeur qui y était fixée. Je pense pouvoir encore citer à l'appui de ce que j'avance, l'histoire de ce malade sur lequel M. Boyer opéra un anévrisme de l'artère poplitée, et qui, étant mort le cinquième jour de l'opération, offrit à l'autopsie cadavérique, le *nerf sciatique extrêmement enflammé dans la partie correspondante à la plaie; l'inflammation se propageait dans le reste de son étendue jusque près du bassin, mais en s'affaiblissant peu à peu.*

Pour ce qui concerne le type intermittent de la fièvre en question, je citerai l'observation de Giannini, qui vit, à la suite d'inflammation de l'urètre, la fièvre intermittente se développer et nécessiter l'emploi du quinquina, observation que j'ai eu occasion de constater. Je termine ces réflexions, en faisant remarquer que la fièvre vraiment pernicieuse, dont était atteinte notre malade, ne peut être attribuée à l'inflammation d'aucun viscère, puisqu'un examen attentif n'y fit rien découvrir qui s'écartât de l'état naturel.

TUMEURS MULTIPLES

FIBRO-CALCAIRES,

DÉVELOPPÉES DANS LE CERVEAU, LA MOELLE ÉPINIÈRE ET SES ENVELOPPES.

OBSERVATION RECUEILLIE PAR M. LE DOCTEUR STROHL, AGRÉGÉ DE LA FACULTÉ DE MÉDECINE,

ET SUIVIE DE

Recherches histologiques, par M. le docteur WIEGER, agrégé à la même Faculté.

Mlle B., d'une bonne constitution, d'un tempérament lymphatique, est née en 1800. Le père était un homme robuste, atteint de la goutte; la mère, au contraire, une personne délicate; tous les deux jouissaient d'une bonne santé. Aucune maladie particulière n'existe dans la famille.

A huit ans, la petite B. fut atteinte d'une hydrocéphale aiguë très-grave; néanmoins elle se rétablit, sans que sa santé en parût affectée. Vers l'âge de dix à douze ans, on remarqua que dans les promenades elle restait toujours en arrière, et que sa démarche n'était pas aussi assurée que celle de ses camarades; elle se plaignait de faiblesse dans les jambes, mais on n'y fit aucune attention, parce qu'on attribuait cet état à de la nonchalance. La jeune fille se développa très-bien, et fut réglée à dix-huit ans.

En 1815 commença une série de maux presque continus, qui n'ont trouvé de fin que dans la mort arrivée en 1843. Sans cause connue, il survint des accès d'asthme pendant lesquels la malade se roulait dans son lit, demandant de l'air, et était menacée de suffocation imminente. REISSEISSEN, qui la traitait, la fit saigner à différentes reprises, et eut recours à la fin au magnétisme, qui suspendait constamment les accès, mais sans en empêcher le retour. En même temps apparurent de vives douleurs dans le dos, surtout dans la région lombaire, et bientôt une petite toux sèche, qui ne se calmait que la nuit pendant le sommeil. Tout le monde croyait à l'existence d'une phthisie. L'appétit était conservé, toutes les autres fonctions se faisaient normalement, et la malade pouvait se livrer aux occupations de son âge. Malgré toutes les médications employées, cet état s'est perpétué pendant dix ans sans modification notable; les accès revenaient plus ou moins fréquemment, mais les intervalles de bonne santé n'étaient jamais de longue durée. Presque tous les ans, Mlle B. faisait une maladie grave, qui restait sans influence sur son état habituel.

En 1825, pendant un séjour à Bade, les pieds enflèrent; peu à peu cet œdème se propagea et envahit presque tout le corps; la peau était sèche, luisante, tendue et menaçait de se rompre. Cette affection ne se dissipa que lentement après une longue durée.

En 1827, recrudescence de tous les phénomènes; de plus, la malade fut prise de lipothymies fréquentes, qui souvent duraient plus d'une heure, et pendant lesquelles elle était complétement froide, à tel point, qu'à différentes reprises on l'avait crue morte. Les suffocations devinrent plus intenses, des douleurs se montrèrent dans les extrémités inférieures, et la faiblesse alla toujours en augmentant. Il survint une constipation opiniâtre et une rétention d'urine. Ces symptômes si graves diminuèrent au bout de quelque temps, et la malade revint à son état ordinaire.

Les années 1828 à 1831 étaient passables; tous les symptômes précédents, moins l'œdème, continuaient, seulement moins intenses. Le traitement consistait principalement en évacuations sanguines.

En 1832, miliaire blanche, et quelques mois après, état scorbutique: gonflement, saignement des gencives, odeur insupportable de l'haleine, etc. Cet état s'est répété plusieurs fois.

En 1833, on commença à observer un antagonisme prononcé entre les deux principaux siéges des symptômes, la poitrine et les extrémités inférieures. Ces dernières devinrent douloureuses, il s'y fit sentir des fourmillements, et l'œdème y reparut de temps en temps. Mais alors, quand tous ces symptômes y étaient exaspérés, les suffocations étaient moins violentes, et *vice versâ*. Cette alternative s'est continuée jusqu'à la fin, et est devenue de plus en plus marquée.

En 1835, le père de la malade mourut subitement d'apoplexie cérébrale. A la suite de cette émotion, tous les symptômes précédents se montrèrent à la fois avec une grande violence, et l'œdème revint aux extrémités inférieures. Ces dernières devinrent alors le siége de contractions musculaires faibles, semblables à de légères secousses galvaniques. Le calme, qui s'était rétabli peu à peu, ne fut pas de longue durée, car à la fin de l'été, une vive frayeur amena une nouvelle recrudescence.

En 1836, un incendie qui éclata vis-à-vis la demeure de Mlle B. fut un nouveau coup de fouet pour la maladie. Ce furent les extrémités inférieures qui s'en ressentirent le plus; car quelque temps après, elles furent subitement frappées de paralysie complète. Jusqu'à cette époque la marche avait encore été possible, mais à la fin elle était devenue extrêmement pénible et douloureuse. Depuis ce temps, elle est restée totalement abolie, et les membres abdominaux n'ont plus exercé aucun mouvement volontaire.

En 1837, Mlle B. eut le malheur de perdre sa mère, et ce coup manqua lui devenir funeste. Elle ne se remit que très-lentement, mais les légères contractures des extrémités inférieures étaient considérablement augmentées et changées en contractures permanentes, accompagnées de convulsions douloureuses, comme je vais bientôt les décrire.

En 1838, nouvel état désespéré, à la suite duquel il resta de la céphalalgie, revenant facilement.

Au commencement de 1839, une émotion morale rappela les lipothymies et tout le cortége des autres symptômes. De plus, il survint des vomissements continus; l'estomac ne supportait plus la moindre des choses; la seule substance qui fût encore gardée, était la glace. Après huit jours de durée, ces accidents se calmèrent, mais les extrémités inférieures devinrent plus malades; les fonctions du gros intestin étaient tout à fait irrégulières; une constipation opiniâtre alternait de temps en temps avec une diarrhée involontaire.

C'est à la fin de 1839 que je fus appelé à donner des soins à la malade, et voici l'état dans lequel je la trouvai : Pas d'amaigrissement; face pâle, un peu bouffie; depuis trois ans, impossibilité de sortir du lit. La sensibilité était intacte sur tout le corps. La colonne vertébrale n'était nullement douloureuse à la pression. Les muscles des extrémités inférieures étaient dans une contraction permanente; l'état habituel de ces membres était une extension forcée; la jambe était en ligne droite avec les cuisses, les pieds dans une telle extension sur les jambes, que leur face dorsale était sur le même plan que la face antérieure des tibias. Souvent, mais pas toujours, adduction des deux membres telle qu'ils se croisaient. Impossibilité complète de faire le moindre mouvement volontaire. Mais cet état de repos n'était jamais de longue durée; ordinairement sans cause apparente, et toujours après la moindre émotion, il survenait des mouvements de flexion, le plus souvent brusques et saccadés. Quand ces mouvements étaient violents, les talons étaient près des fesses, et les cuisses presque repliées sur le ventre. Ces contractions revenaient souvent: toutes les demi-heures, toutes les heures, trois, quatre, cinq fois par jour, durant de quelques minutes à quelques heures, parfois aussi permanentes pendant plusieurs jours, presque sans interruption, alternant avec des mouvements d'extension. Elles se faisaient avec énergie, et il fallait employer une certaine force pour les empêcher et pour redresser les jambes. L'extension permanente était douloureuse, mais la flexion l'était bien davantage. Rien de semblable dans les bras, ni dans aucune autre partie du corps; les premiers avaient conservé toutes leurs forces. Céphalalgie vive, le plus souvent frontale, souvent aussi générale; jamais de délire; l'ouïe et la vue étaient bien conservées, mais l'odorat était presque aboli depuis longtemps, à la suite de coryzas répétés.

Les fonctions digestives étaient fortement troublées; la faim existait, mais il était impossible de la satisfaire; cinq minutes après que la plus petite quantité de substance alimentaire était parvenue dans l'estomac, cet organe était pris de contractions spasmodiques douloureuses, sans vomissements. L'estomac se gonflait, en même temps survenaient des oppressions très-fortes; la respiration était spasmodique, convulsive; il fallait ouvrir la croisée pour laisser entrer de l'air; bientôt il se dégageait, par la bouche, une grande quantité de gaz; la malade se tordait dans son lit et poussait des gémissements. Au bout d'une demi-heure, plus ou moins, selon la quantité ou la qualité des aliments, le calme revenait un peu, les oppressions, le hoquet diminuaient, et il ne restait plus à la fin que de la céphalalgie et une douleur assez vive à l'estomac; la malade était alors épuisée et s'endormait pour quelque temps. L'épigastre n'était nullement douloureux à la pression, et ne laissait sentir aucune tumeur. Ces accès étaient déjà survenus à différentes reprises, mais à un moindre degré. La nourriture ne consistait qu'en potages, en bouillie, etc. Les selles étaient rares, tous les huit jours à peu près; la menstruation se faisait régulièrement; nulle fréquence, aucune dureté dans le pouls; pas de battements de cœur; pas de toux.

Les médicaments les plus énergiques restaient sans action contre cette maladie; il n'y avait de ressource que dans le magnétisme animal, qui n'a pas manqué son effet une seule fois; dès que le sommeil magnétique était survenu, l'accès avait tout à fait cessé, et c'est avec le plus grand étonnement que j'ai vu, des centaines de fois, le calme le plus complet succéder à l'agitation la plus douloureuse.[1]

Au bout de quatre semaines, ces phénomènes se sont amendés en partie; la malade pouvait de nouveau manger; la céphalalgie n'était plus continue, elle revenait seulement par accès, et il ne restait que cet état particulier des extrémités inférieures, qui n'avait pas éprouvé la moindre modification.

L'année 1840 se passa sans orages.

En 1841, au commencement de l'été, la céphalalgie se montra plus vive; il survint des vertiges, de l'assoupissement; les convulsions des pieds étaient plus fortes; le pouls était plus plein et dur: une saignée générale enleva ces accidents.

Vers la fin de cette année, le même état gastrique qui avait existé il y a deux ans, se produisit de nouveau, à un degré encore plus élevé. La faim était très-vive, mais l'estomac ne supportait plus rien; les crampes, les oppressions, la céphalalgie étaient revenues. Au bout d'un mois à peu près, ces accidents se sont calmés un peu, mais n'ont jamais entièrement cessé. Depuis ce temps, Mlle B. ne s'est plus nourrie que de potages et d'aliments liquides; à différentes reprises, elle a essayé de manger un peu de viande, de légume ou d'un aliment solide, mais chaque fois une recrudescence extraordinaire de tous les phénomènes lui a fait suspendre ses tentatives. Les aliments n'étaient plus alors la seule cause qui fît revenir les accès; ces derniers se réveillaient par les moindres émotions morales, et survenaient souvent spontanément. La céphalalgie devint de plus en plus fréquente et intense, et un nouveau tourment se joignit à tous les autres; c'était une insomnie opiniâtre.

Au printemps 1842, il se déclara de nouveau une anasarque, surtout dans les extrémités inférieures. Des mouchetures et quelques remèdes convenables la firent disparaître assez promptement. La céphalalgie et l'insomnie allaient toujours en augmentant, et les fortes doses de laudanum que la malade prenait journellement, amenèrent plusieurs fois un narcotisme assez prolongé. Ce médicament fut continué jusque quelques mois avant la mort. Ce même printemps, survint pendant trois semaines une incontinence d'urine, qui se dissipa pendant l'administration d'une infusion de tabac. Les fortes chaleurs de l'été firent beaucoup souffrir la malade; je fus obligé de faire encore une saignée, qui amena beaucoup de soulagement, mais de peu de durée.

Comme à cette époque les mouvements convulsifs des extrémités inférieures avaient pris une nouvelle intensité, j'essayai de différents appareils de contention, entre autres d'un appareil amidonné. Aussi longtemps que la flexion était empêchée de cette manière, les douleurs étaient peu vives; mais les mouvements continus des jambes et l'impatience de la malade dérangeaient constamment ces appareils. J'eus alors recours à la ténotomie, et je pratiquai, au mois d'août, la section des tendons de presque tous les muscles fléchisseurs de la jambe. Cette opération procura du repos pendant huit mois à peu près; au bout de ce temps, les mouvements de flexion revinrent, mais beaucoup plus faibles.

Vers l'hiver, la céphalalgie devint continue avec des exacerbations qui arrachaient des cris de douleur. Les facultés intellectuelles commençaient à devenir obtuses; la vue se relâchait, les yeux étaient sans expression, quelquefois un peu strabiques. Bientôt la malade ne pût presque plus se livrer à aucun travail féminin. L'incontinence d'urine revint de nouveau, et cette fois le tabac ne fit que la diminuer, mais ne parvint pas à la guérir complétement. Cette série de douleurs fut encore grossie d'un décubitus superficiel sur le sacrum et le trochanter gauche. Pendant tout ce temps, la pauvre malade se plaignait d'une faim dévorante, qu'elle ne pouvait assouvir. Cet état persista jusque vers la fin de juin 1843; alors l'appétit commença à diminuer et il survint de temps en temps un petit mouvement fébrile et un léger état comateux. La céphalalgie allait en augmentant ainsi que le coma, qui, au bout de cinq jours, était devenu presque continu. En même temps les extrémités inférieures étaient beaucoup moins contracturées, et le dernier jour, la contracture avait entièrement cessé. Au commen-

---

1. J'emploie l'expression de magnétisme animal, n'en ayant pas d'autre pour désigner les faits dont je parle. Quand je survenais pendant un accès, je n'avais qu'à passer les mains sur le front et les bras, à distance ou avec contact, pour voir promptement tous ces phénomènes effrayants se calmer peu à peu, et la malade tomber au bout d'une minute dans un sommeil paisible. Elle avait les yeux fermés, néanmoins elle répondait à toutes mes questions. En cet état elle était complétement insensible à la douleur que je provoquais en la pinçant ou la piquant avec des épingles; le goût était aboli, car souvent je lui ai fait avaler des médicaments de saveur et d'odeur mauvaises, auxquels elle s'était opiniâtrément refusée dans l'état de veille. Souvent aussi je l'endormais avant ses repas, et la faisais manger pendant le sommeil. Ce dernier avait une durée variable de cinq minutes à une demi-heure, et, au réveil, la malade n'avait aucune conscience de ce qui s'était passé dans cet intervalle; ainsi elle ne savait pas qu'elle avait mangé, bu ou parlé ni ce qu'elle avait dit; mais tous ces accidents avaient disparu sans revenir. Du reste Mlle B. avait été soumise depuis longtemps à ces pratiques, et on m'avait dit qu'elle avait été très-clairvoyante. Quant à moi, j'ai fait des essais à différentes reprises, mais les résultats n'ont jamais été assez positifs pour déterminer chez moi une conversion aux prodiges du magnétisme. Que l'on dénomme comme on voudra, les faits que je viens de raconter; peu m'importe; seulement je puis assurer les avoir observés si souvent, toujours les mêmes, et dans des circonstances telles, que je suis sûr de n'avoir été ni ma propre dupe ni celle de la malade.

cement on pouvait réveiller assez facilement la malade de son assoupissement; alors elle se plaignait de céphalalgie vive et demandait instamment qu'on la laissât dormir. Peu à peu le coma devint plus profond; la fièvre avait entièrement cessé, et la malade mourut lentement, sans avoir repris connaissance, quinze jours après l'invasion de l'état comateux.

Dans tout le courant de cette observation, je n'ai pas parlé des traitements employés; car il me serait impossible de détailler tout ce qui a été fait avant moi, et, du reste, cette indication ne serait d'aucune utilité pour la pratique. Il suffit de savoir que toute la matière médicale a été épuisée, que les médications les plus énergiques ont été mises en usage, et que tous ces efforts n'ont abouti qu'à soulager quelquefois la malade et à calmer ses douleurs.

L'autopsie a été faite quarante-cinq heures après la mort, en présence de M. le docteur Schuré, qui avait vu la malade avec moi dans les derniers temps.

Cadavre médiocrement amaigri.

Tête et colonne vertébrale : Des lésions nombreuses existaient dans la dure-mère cérébrale et rachidienne et dans les centres nerveux eux-mêmes; aussi c'est dans cet ordre que je vais les énumérer.

Méninges : Adhérences assez fortes de la dure-mère au crâne; rien d'anormal à l'extérieur de cette membrane. A sa face interne, à gauche, un peu en arrière, sur le sommet du lobe postérieur, tumeur de la grosseur d'une petite noix; la base en était molle, fongueuse, rougeâtre; le sommet occupé par une hydatide. Tout autour, la dure-mère était épaissie à une assez grande distance. A la même région, six autres tumeurs, dont quatre du volume d'un gros pois, de la nature de celles qui se sont trouvées dans le canal vertébral. La face interne de la dure-mère, sur le sommet de la tête, mais encore plus la faux du cerveau, étaient le siège de concrétions osseuses, irrégulières, dont quelques-unes avaient une étendue assez considérable. Le sang des sinus était fortement coagulé, résistant, comme des masses polypeuses. Le sillon de l'artère méningée moyenne, surtout à gauche, était extrêmement profond. A la face interne de la dure-mère rachidienne, au sortir du trou occipital, se trouvaient deux petites tumeurs, presque cartilagineuses, blanchâtres, granuleuses en dehors, fixées par une large base à la dure-mère. A la partie inférieure de la région cervicale, tumeur analogue, de la grandeur d'une fève ; et un peu plus bas, masse très-dure, granuleuse, de deux centimètres de long, embrassant un des nerfs cervicaux à sa sortie de la moelle. Le long de la région dorsale étaient disséminées dix de ces tumeurs, les plus grandes de la grosseur d'une fève, les unes réellement calcaires, d'autres cartilagineuses, d'autres enfin dures, comme fibreuses. La région lombaire était le siège de petites tumeurs analogues, et vers la partie inférieure, il s'en rencontrait une plus grande, rougeâtre, plus molle que les autres, comme lobulée et assise sur la dure-mère rachidienne du renflement inférieur de la moelle. (Voy. le dessin [1].)

Cerveau : A l'extérieur, distension assez considérable des veines superficielles, remplies de sang coagulé. A la partie supérieure du lobe postérieur gauche, cavité profonde, qui logeait la grande tumeur fongueuse de la dure-mère. Dans la partie antérieure des lobes antérieurs, on sentait deux indurations étendues, à cet endroit les circonvolutions avaient disparu, la substance cérébrale était comme déplissée. Légère rougeur et quelques granulations de la pie-mère de la base de ces lobes. En incisant le cerveau, on mit à nu deux tumeurs qui se laissaient facilement énucléer. Celle de gauche était du volume d'un œuf de poule; celle de droite, presque aussi grande, se trouvait située un peu plus en arrière. Toutes les deux étaient jaunes-rougeâtres en dehors, dures, un peu élastiques, criant un peu sous le scalpel et présentant à l'intérieur une masse assez homogène, jaunâtre, avec des stries rayonnées plus claires, ayant en partie l'aspect fibreux et en partie l'aspect squirrheux. Nulle part on ne put découvrir du ramollissement ou de l'injection; la substance cérébrale était assez ferme, sans sablure. Rien dans le cervelet.

Moelle épinière : Exempte d'altérations jusqu'à la région lombaire, seulement la région dorsale était très-mince. A la fin de la région dorsale et au commencement de la région lombaire se trouvaient deux renflements allongés, séparés par un léger étranglement, ayant ensemble plus de cinq centimètres de long et développés tout à fait dans l'intérieur de la moelle. La dure-mère était adhérente à la substance médullaire qui enveloppait cette masse, la couche correspondante de la moelle était très-mince et presque diffluente. Cette tumeur était d'une autre nature que celle du cerveau; elle faisait corps avec la moelle, et ne s'en laissait pas détacher; la moitié supérieure était molle, rougeâtre en dedans, comme

---

1. Les tumeurs du cerveau n'ont pas été représentées.

pulpeuse, et le doigt qu'on passait sur la section y éprouvait la sensation de petits grains de sable. La moitié inférieure était un peu plus consistante et plus foncée en couleur.

Rien dans les poumons, le cœur et les organes abdominaux. L'estomac était loin d'être revenu sur lui-même, au contraire, il présentait de l'ampleur; il était exempt de toute lésion; pas de trace d'inflammation, d'ulcération, d'induration; les parois en étaient plutôt un peu amincies.

Je n'ai pu examiner que très-rapidement l'état des tendons coupés un an auparavant. Des cordons fibreux aplatis avaient rétabli la continuité de ces organes, et permis de nouveau aux muscles de fléchir les jambes sur les cuisses.

Ce résultat nécrologique acquiert la plus haute importance par l'examen microscopique de ces tumeurs, fait au mois de juillet 1849, par l'habile micrographe, M. le docteur Wieger, alors chef des cliniques de la Faculté. Il est seulement à regretter que ces investigations n'aient pu être faites sur les pièces fraîches, mais seulement sur les organes conservés dans l'alcool, depuis plusieurs années. Quoi qu'il en soit, le travail de M. Wieger est un véritable modèle de recherches microscopiques consciencieuses. Ce savant confrère ne s'est point borné à constater et à déterminer la nature des tumeurs soumises à son examen, mais il a fait suivre ses *observations importantes*, de remarques historiques et critiques pleines d'intérêt.

EXAMEN MICROSCOPIQUE DES **TUMEURS** DU CERVEAU, DE LA MOELLE ÉPINIÈRE ET DE LEURS ENVELOPPES.

Il existe dans certains points des centres nerveux, mais surtout dans leurs enveloppes, des éléments histologiques dont le caractère prédominant est la tendance qu'ils ont à se charger de sels calcaires; ces productions ont fort peu fixé l'attention des anatomistes; leur existence est pourtant constante dans les centres nerveux des adultes, et l'on doit les considérer comme éléments normaux, au même titre que les glandes de Pacchioni. Il sera d'autant plus intéressant de voir que ces productions peuvent constituer des tumeurs pathologiques; ce fait n'a encore été constaté par personne, que je sache.[1]

Je diviserai les tumeurs multiples qu'on remarque sur cette pièce pathologique en trois catégories: 1° Tumeurs osseuses; il en existe sous forme de larmes le long de la faux de la dure-mère et sur la dure-mère rachidienne. 2° La tumeur du cerveau; elle présente sur la coupe un aspect rayonné; le centre est résistant, comme fibreux; il contient beaucoup de graisse et peu d'éléments calcaires. La périphérie est composée comme ces tumeurs. 3° Tumeurs mollasses, se durcissant par le dessèchement comme le fait une éponge; elles sont composées, aux deux tiers au moins, d'éléments calcaires. Elles existent dans des dédoublements de la dure-mère cérébrale et rachidienne; une de ces tumeurs paraît provenir du centre même de la moelle dorsale; peut-être a-t-elle pris naissance dans le canal intra-médullaire. Ces dernières (tumeurs n° 3), éclairées par le haut, apparaissent comme des amas de perles, et pour peu qu'on écarte les grains dont elles se composent, elles donnent l'image d'une grappe de raisin blanc.

Le tissu tout entier se compose de boules calcaires et de tiges ramifiées qui les supportent. Ces tiges sont de deux sortes, les unes molles, formées de fibres (fig. I et II), les autres plus ou moins complétement incrustées de sels calcaires (fig. III et IV).

Boules calcaires; éclairées par transparence, leur force réfringente, considérable, les fait apparaître avec des contours noirs propres aux bulles d'air et aux gouttelettes de graisse; on en trouve qui, ayant achevé leur développement, sont entièrement chargées de sels calcaires; ceci existe surtout pour la grande majorité des boules (fig. XV, *c*) qu'on retire des plexus choroïdes, mais dans notre tumeur elles étaient assez rares; la plupart d'entre elles étaient entourées d'une enveloppe organique, de couleur jaunâtre, formée de couches concentriques; ce ne sont point des filaments enroulés comme sur une pelote, mais bien autant de sphères creuses emboîtées.

Quand, pour se rendre compte de l'accroissement de ces boules, on recherche celles qui présentent le développement le moins avancé, voici ce qu'on trouve: les unes très-petites (fig. VI, *c* et fig. XV, *a*) ont un centre calcaire unique, d'autres plus grandes déjà (fig. XV, *f*) commencent à se charger de grains calcaires dans leur centre, alors que déjà les couches organiques se sont considérablement multipliées à la périphérie. Le premier de ces deux modes est celui du développement régulier de la boule; quel que soit son volume, elle apparaît toujours avec les mêmes caractères; il faut donc supposer qu'à mesure que le centre calcaire s'agrandit, en envahissant les couches organiques qui le contiennent, la périphérie du globe gagne de nouvelles couches inorganiques.

---

1. Henle (*Allgem. Anat.*, p. 679) dit quelques mots des grains calcaires des plexus choroïdes; il cite Van Ghert et Remak. Vogel (*Icones path.*, tab. xiv, fig. 8) en a donné une figure assez médiocre. Harless (*Müller's Arch.*, 1845, p. 354) s'en occupe plus en détail; il les a retrouvés dans les petites tumeurs qu'on rencontre fréquemment dans les plexus choroïdes. Ces observations cependant ne sont point du tout d'accord avec les miennes. (Wieger.)

Arrivée à un certain volume, la boule cesse de croître : alors seulement les dernières couches s'incrustent. Ceci était rare dans les tumeurs n° 3; cela indique qu'elles étaient encore en voie de développement. Les boules entièrement calcaires se trouvent dispersées dans l'intérieur de la grande tumeur du cerveau, et là surtout elles présentent une variété qui n'est au fond que le dernier terme de leur existence. Ces globes se fendillent en étoiles, comme le cristallin traité par un acide, mais rarement les fragments se désagrégent complétement. Ils restent réunis en groupe sous forme de rosette (fig. XI et fig. V, *e*, *f*); quelquefois les globes très-volumineux se brisent en minces fragments, qui finissent par se disperser et par être résorbés, selon toute apparence.

Lorsqu'on traite ces sphères calcaires par un acide, on acquiert en même temps des notions sur leur composition chimique et histologique. Il se dégage du gaz acide carbonique. La solution obtenue précipite par l'acide sulfurique (chaux), elle précipite également par l'ammoniaque (phosphates), c'est donc du *phosphate* et du *carbonate de chaux*.

A mesure que l'acide opère, les sels calcaires de la périphérie se dissolvent les premiers, rendent à la boule, entièrement incrustée, l'aspect de celle qui n'était calcaire que dans son centre; les couches organiques emboîtées apparaissent l'une après l'autre, la dissolution se fait même par bonds, pour ainsi dire; on acquiert ainsi la conviction que les sels calcaires faisaient partie intégrante d'un tissu dont ils marquaient les traces, en donnant au tout organique une grande force réfringente et un genre de transparence tout particulier.

Le centre de la boule apparaît quelquefois comme un noyau brunâtre (fig. XVI, *b*, *b*) que REMAK avait déjà noté. L'existence de ce noyau n'est cependant pas constante; lorsqu'il y est, il s'incruste aussi de sels, et quand ceux-ci sont dissous par l'acide, il reste ordinairement en place une tache plus claire que le reste (fig. XV, *d*), ce qui semblerait indiquer l'existence d'une petite cavité, peut-être d'un noyau vésiculaire. Une autre observation vient à l'appui de cette manière de voir, c'est que quelquefois la portion calcaire d'une boule se compose manifestement d'un noyau très-réfringent et d'une seconde couche qui l'est beaucoup moins (fig. XV, *a*, *b*, et fig. VI, *d*); d'autres fois une seule boule, au début de l'ossification, contient plusieurs grains calcaires, ramassés au centre (fig. XV, *f*, fig. IV, *a*, *b*, fig. VI, *c'*, fig. VII, *c*, *d*); enfin on trouve aussi des boules gémellaires (fig. XV, *e*, *g*, fig. XII, *a*).

Les boules calcaires, telles que je viens de les décrire, étaient toutes munies de pédoncules unis entre eux de manière à constituer des ramifications dendritiques, quand ils sont étalés; les tiges sont formées par un système de fibres toutes particulières, qui doivent être considérées comme la base véritable du tissu qui nous occupe.

La partie centrale de la tumeur du cerveau contenait fort peu d'éléments calcaires; c'était là qu'on pouvait le mieux étudier le système de fibres dont il est question: en effet, cette partie centrale ne se compose que d'un feutre épais formé par ces fibres; c'est du moins le seul élément qu'on ait pu reconnaître avec certitude.

En ayant égard à la grande quantité de matières grasses que l'éther a pu extraire de ces tumeurs, je n'oserais affirmer qu'il n'y existe point d'éléments nerveux; peut-être le séjour prolongé dans l'alcool les a-t-il rendus méconnaissables. L'aiguille, en lacérant ces tissus, rend apparents une assez grande quantité de vaisseaux sanguins; mais ce qui reste, paraît uniquement formé par des fibres que je décrirai sous la dénomination de *fibres variqueuses ramifiées.*

La largeur de ces fibres varie singulièrement; celles de calibre moyen apparaissent comme des rubans de 1 centimillimètre environ de largeur; ces fibres de moyen calibre (fig. VI et fig. XIII, *e*) sont très-transparentes, à contours bien dessinés; souvent elles sont couvertes de bosselures qui leur donnent l'apparence de capillaires couverts de noyaux, tels qu'ils existent dans la pulpe cérébrale; ces fibres sont ramifiées; les ramuscules les plus fins n'ont guère plus de 0,25 de centimillimètre (voy. fig. XIII, *e*) et s'insèrent sur des troncs dont les plus forts vont jusqu'à 8 et 10 centimillimètres. (Voy. fig. VII, *a*, fig. VII et fig. XIII, *e*.) Cette disposition donne à ces fibres, et c'est à s'y méprendre, l'aspect de vaisseaux sanguins; mais jamais on n'y remarque de double contour, même aux plus fortes; il en est cependant qui sont manifestement creuses (fig. XIII, *e*, *f*). C'est sur celles-ci qu'on peut le mieux étudier le mode d'incrustation calcaire, qui paraît s'opérer de plusieurs manières :

1° Il se forme à certains endroits, surtout à ceux où la fibre est renflée, des dépôts de grains calcaires dans l'intérieur (fig. XIII, *f*, *g*, *d*); peu à peu ces grains se confondent et finissent par constituer des masses ovalaires ou mamelonnées (fig. XIII *a*. *b*.), assez semblables aux boules déjà décrites.

2° Quelquefois les grains calcaires se déposent sur la face externe de la fibre (fig. XIII, *h*).

3° Enfin la paroi du tube peut s'incruster à l'intérieur de granules calcaires très-petits et de plaques de même nature, plus ou moins étendues, mais toujours fort minces; ceci donne au tube des contours encore plus marqués; ces fibres sont comparables pour leur cohésion aux fibres isolées du cuir; quand on les déchire, il s'en détache une foule d'écailles (fig. XIII); quelques-unes, très-fortes, sont striées en long et semblent formées de faisceaux de fibres soudées entre elles (fig. VII).

Je n'ai pu acquérir aucune notion sur le développement primordial du tissu que je décris; ce n'est ni la fibre conjonctive ou cellulaire, attendu qu'elle ne se segmente jamais en fibrilles; ce tissu est insoluble dans l'acide acétique; cette propriété, ainsi que la forme rameuse, le rapproche plutôt de la fibre élastique, mais il en diffère essentiellement par sa tendance à l'ossification et surtout par son mode de développement qui a lieu par bourgeons.

On distingue, en effet, à ces fibres des proéminences (fig. VI, e, fig. VII f) qui peut-être ont été primitivement des noyaux. Ces saillies s'accroissent évidemment et donnent lieu, soit à des ramuscules très-fins (fig. VI, f, fig. XIII, e), s'ossifiant très-rarement, soit à des prolongements plus ou moins longs, dont l'extrémité ne tarde pas à se renfler (fig. VI, c et fig. VII, c, d, e), à se charger de sels calcaires et à fournir l'origine primordiale des boules calcaires régulièrement sphériques, décrites ci-dessus et que j'appellerai *boules terminales*, placées qu'elles sont à l'extrémité d'une fibre.

Mais quelquefois le bourgeon, à peine distinct du contour de la fibre, s'ossifie déjà dans son centre et donne lieu à des *boules sessiles* (fig. VI, g et fig. V, c, d, e), enfin le centre même d'une fibre peut se charger de calcaire en un point et donner naissance à une boule que je nommerai *axile* (fig. II et fig. XII); ces dernières concrétions sont le plus souvent allongées (fig. VI, a), prolongées en tiges affectant une seule direction (fig. V, a, e). Cette ossification axile d'une fibre donne aussi naissance à un *fuseau calcaire* (fig. VI, b, b). Ces fuseaux se soudent là où ils se rejoignent (fig. III et IV), d'un autre côté ils atteignent les queues des boules (fig. VI, h), ou bien en atteignant une boule, ils pénètrent jusqu'à son noyau calcaire et s'y soudent (fig. I, a, représente une boule munie d'un pédoncule calcaire). Tel est le mécanisme qui préside à la formation de ces tiges ramifiées calcaires (fig. IV).

Lorsqu'une fibre porte plusieurs boules d'un certain volume, cette fibre s'accroît en épaisseur, en acquérant une espèce de gaine; la fibre primordiale conserve sa transparence, mais les couches surajoutées sont plus opaques, elles se continuent manifestement avec les enveloppes des boules calcaires; il y a évidemment identité d'origine, de couleur et de structure de ces deux tissus.

Lorsque cet accroissement en épaisseur s'opère très-rapidement et s'accompagne d'un bourgeonnement considérable (fig. VIII), alors on voit le centre de ces amas de bourgeons, s'ossifier en masse pour ainsi dire et produire des concrétions ovalaires ou en massue, souvent fort volumineuses (fig. IX et fig. X); la fibre centrale se voit parfois très-manifestement.

(La figure IX' reproduit la figure IX, traitée par l'acide chlorhydrique. On voit la fibre primordiale b se continuer dans l'axe de la masse; elle réapparaît en c pour rejoindre l'extrémité a, qui n'a point participé à l'accroissement en épaisseur.)

Les fibres et les boules qu'elles portent, présentent donc une grande analogie : dans la première période de leur formation, elles ne sont point chargées de sels calcaires; dans une seconde période, elles se concrétionnent à partir du centre ou de l'axe; cela s'opère soit par dépôt de poussière ou de grains, soit par la formation d'un noyau unique et compacte, et dans une troisième période il se dépose encore, tout à l'entour de l'élément primitif, des couches secondaires reconnaissables par leur degré de transparence, qui est moindre.

On remarque, toutefois, de légères différences dans le mode de développement des boules et des fibres, en ce que ces dernières n'ont pas une aussi grande tendance à s'ossifier; ceci se remarque surtout sur les masses considérables de fibres qui constituaient le centre de la grande tumeur du cerveau; plus les fibres sont fines, moins elles manifestent cette tendance. L'addition des couches secondaires est aussi moins générale, tandis qu'elle se manifeste sur les boules de suite après l'ossification du centre, qui, règle générale, arrive de très-bonne heure. Enfin on ne trouve jamais de fibres dans lesquelles l'ossification aurait atteint la périphérie, il reste toujours une gaine organique; le contraire se remarque assez fréquemment sur les boules.

J'ignore quelle peut être l'influence des vaisseaux sur la formation de ce tissu et sur sa tendance à l'ossification.

La tumeur du cerveau se composait, comme il a été dit, d'un centre formé de fibres très-fines, on y trouvait fort peu de ramuscules: les boules calcaires étaient rares et presque toutes brisées; de ce centre partaient des faisceaux de fibres plus fortes, qui, en se dirigeant vers la surface de la tumeur, se ramifient, et dont les extrémités se chargent de plus en plus de boules; cette disposition donne une image analogue à celle des pyramides de *Ferrein*; enfin la périphérie de la tumeur ne diffère en rien des excroissances de la dure-mère rachidienne, et c'est cette partie qui seule a paru assez riche en vaisseaux sanguins; la richesse en calcaire est donc probablement proportionnelle à la quantité de sang qui circule dans un point donné de ce tissu.

On a encore trouvé, dans la grande tumeur, des espèces de capsules en tout point semblables, quant à la structure, aux fibres de gros calibre dont elles forment des appendices; ces capsules sont rarement ossifiées, elles sont ordinairement molles et affaissées, quelquefois épaisses, comme cartilagineuses; en les déchirant, on a pu en retirer un noyau; je puis les assimiler au tissu pseudo-cartilagineux dont j'aurai à dire un mot.

J'ai dit plus haut que la dure-mère cérébrale et rachidienne portait quelques concrétions osseuses, et je me suis assuré que c'était du tissu osseux parfait, muni de *corpuscules osseux*.

L'étude de ces produits et leur analogie avec d'autres de ce genre permettent de porter un jugement sur leur mode d'origine: on rencontre fréquemment, sur l'arachnoïde médullaire des adultes, des points blanchâtres et durs que le microscope démontre être des groupes d'excroissances ressemblant assez au champignon du genre *Clavaria*; souvent elles sont osseuses, d'autres fois elles se composent d'une masse transparente, réfractant assez fortement la lumière; l'éther en extrait une grande quantité de graisse, sans modifier l'aspect du tissu; l'acide acétique le rend pâle. Ces masses paraissent formées de couches concentriques; je doute qu'il y existe une cavité centrale; le tissu de ces productions possède les caractères physiques du cartilage, sans en offrir la structure microscopique; on n'y trouve ni cellules, ni noyaux; ces végétations mériteraient le nom de *chondrophyte* (fig. XVII), eu égard surtout à leur tendance à l'ossification; je les ai retrouvées, tout récemment encore, dans des végétations de la table interne du crâne; elles étaient en partie osseuses, mais le sommet des villosités présentait exactement l'aspect du tissu pseudo-cartilagineux en question.

REMARQUES HISTORIQUES ET CRITIQUES

CONCERNANT

LES CONCRÉTIONS RENCONTRÉES DANS LES TUMEURS CÉRÉBRO -SPINALES.

REMAK (*Observ. anatom. de syst. nervos. structura*), signalant le premier les corpuscules choroïdiens après PURKINJE, était d'avis qu'ils tirent leur origine de cellules, dont le noyau rougeâtre s'incruste le premier.

HENLE (*Allgem. Anatomie, 1841, p. 679*), en faisant mention des globules choroïdiens, les suppose provenir de cellules épithéliales ou de corpuscules ganglionnaires incrustés.

VALENTIN (*Wagner's Handwörterbuch der Physiol., t. I, p. 638*) dit que la matière inorganique qui incruste les globules choroïdiens se compose de carbonate calcique, d'un peu de phosphate calcaire basique; il ajoute que STROMEYER y a constaté la présence de phosphate ammoniaco-magnésien et VAN GHERT (*Disquisit. anat. physiol. de plexibus choroideis, Utrecht, 1837*) celle du carbonate potassique. VALENTIN donne une bonne description de ces corpuscules qu'il range dans la catégorie de ce qu'il nomme : *schalige kristallinische Elemente*, avec les otolithes des poissons, les corpuscules du chorion du lézard, ceux observés par RASCHKOW et HENLE dans les follicules dentaires du fœtus, et les granules qui se trouvent dans l'urine du cheval; il dit les avoir vus une fois dans le moignon d'un œil détruit et n'admet pas qu'ils tirent leur origine de *cellules*. Ces remarques de VALENTIN se trouvent en partie dans son Anatomie du système nerveux. (V. Encyclopédie des sciences anatomiques.)

VOGEL (*Icones pathol., tab. XIV, f. 8*) décrit et figure d'une manière incomplète les globules calcaires trouvés dans une petite tumeur du plexus choroïde; il les croit provenir de cellules recouvertes d'une couche de sels calcaires.

HARLESS (*Müller's Archiv, 1845, p. 354*), dans un mémoire spécialement destiné à ce sujet, décrit en détail les diverses variétés de concrétions calcaires qu'il a rencontrées dans les plexus choroïdes; il en admet de deux sortes: 1° des kystes et 2° des tumeurs solides pouvant acquérir la consistance de la pierre. Nous n'avons pas eu occasion de trouver des produits aussi avancés dans leur ossification, ce qui explique peut-être en partie la divergence de mes opinions; mais à coup sûr M. HARLESS s'est fait illusion sur le mode de développement des grains calcaires; voici comment il l'expose: Ces granules sont, au début, des kystes élastiques, formés de matière organique; leur contenu est un pigment jaunâtre et de la graisse. Peu à peu la matière organique lamelleuse du kyste se charge de cristaux aciculaires, la cavité se remplit de matière calcaire amorphe. L'alcool les rend transparents et fait apparaître les cristaux. HARLESS décrit ensuite une autre espèce de globules calcaires qui se segmentent en pyramides, ayant leur sommet réuni au centre et présentant leur base à la périphérie, ce qui donne au globule une apparence écailleuse. Ces globules sont entourés d'une enveloppe primordiale organique lamelleuse qui se charge de gouttellettes de graisse et se remplit ensuite de sels calcaires.

Ces sels sont: le carbonate et le phosphate calciques. Les globules écailleux contiennent très-peu de carbonate. Cet auteur décrit avec détail, un kyste des plexus choroïdes, ayant beaucoup d'analogie avec les tumeurs que nous avons analysées; son enveloppe externe étant formée d'une couche de cellules aplaties doublée d'un tissu cellulaire pourvu de vaisseaux et de nerfs. Une autre tunique dépourvue de vaisseaux est formée de fibres larges, ramifiées, feutrées, envoyant dans la cavité du kyste des prolongements auxquels sont attachés des chapelets de globules calcaires. Les globules sont pour lui, des kystes primordiaux dont l'incrustation commence par un amas de granules au centre; il croit que les fibres unissant les globules les enveloppent comme fait le fil d'une pelote. — Il est inutile d'insister sur cette erreur, dans laquelle il ne serait pas tombé s'il avait eu l'occasion de rencontrer les concrétions fusiformes développées dans l'axe des fibres. En somme HARLESS a eu sous les yeux une masse de tissu pathologique choroïdien, entouré de la double couche que présente l'épendyme chaque fois qu'il est épaissi, savoir l'épithélium et au-dessous une couche tantôt hyaline, tantôt formée de fibrilles, qui souvent font défaut et dont l'existence a fait le sujet d'une controverse entre HENLE et VIRCHOW.

M. HARLESS pense que la proximité des vaisseaux sanguins est nécessaire à la formation des globules calcaires; il dit les avoir souvent trouvés enfouis dans la tunique celluleuse des artères. Sans contester cette observation, qui nous paraît cependant peu probable, rappelons que les concrétions de l'arachnoïde médullaire prennent naissance dans une lame absolument dépourvue de vaisseaux sanguins.

Un micrographe anglais, RAINEY, est tombé dans une erreur assez singulière au sujet de ces globules calcaires (voy. *Med. chir. transactions, 1846, p. 93*). Il les regarde comme des ganglions nerveux d'un système de tubes nerveux organiques, destinés à accompagner les vaisseaux sanguins et qui ne sont autre chose que les faisceaux conjonctifs des espaces sous-arachnoïdiens; il décrit ces globules comme des corps ronds ou ovales, à contours fortement marqués, ayant un noyau granulé au centre, entourés de tissu fibreux entremêlé de matière granuleuse: *« There are « well defined round or oval bodies, having in their centre a granular nucleus, surrounded by fibrous tissues intermixed « with more or less granular matter. »*

Plus loin il dit: qu'il ne peut, quant à présent, décider de leur nature et de leur fonction, n'ayant encore rien trouvé de semblable dans l'économie animale, mais il pense que ces corpuscules ressemblent plus qu'à toute autre chose, à de petits ganglions nerveux. *« At present I cannot decide as to their nature or office, not having seen anything « with which they exactly ressemble in other parts of the body; at any rate, they look more like small ganglia than anything « else I have seen. »*

A. M. HASSAL (*Microscop. Anatomy, pl. 69*) représente assez mal des concrétions stalactiformes de la glande pinéale et les désigne sous le nom de *« compounded cellular and calcareous bodies. »*

Voici ce que dit KÖLLIKER (*Microsc. Anatomie, t. II, 1850*) au sujet de ces grains calcaires : « Dans les plexus « choroïdes, dans la glande pinéale, çà et là dans la pie-mère et dans l'arachnoïde, plus rarement dans les parois « des ventricules, on rencontre une production pathologique, le *sable cérébral*. Il se compose de globules ayant un « diamètre de $0^m,15$ à $0^m,015$, isolés ou réunis en masses anguleuses, stalactiformes; quelquefois ce sont des fibres « simples ramifiées ou réticulées, ou bien une masse amorphe, ponctuée. — Ce sable se compose de carbonate de « chaux, d'un peu de phosphate de chaux, de traces de magnésie et d'un substratum organique qui conserve sa « forme primitive après l'extraction des sels, apparaissant sous la forme d'une fibre pâle ou d'un globule à stries « concentriques. »

Il est certain que celles de ces concrétions qui ont une forme allongée, ramifiée, tirent leur origine de faisceaux de tissu conjonctif, d'autres proviennent de l'incrustation calcaire de caillots fibrineux. — Les cellules s'imprégnant de chaux, admises par REMAK, n'existent point. KÖLLIKER confond les glandes de PACCHIONI avec les granulations choroïdiennes qui avoisinent le lobule du nerf pneumo-gastrique et prétend que les globules calcaires s'y trouvent fréquemment; nous pensons que ceci n'est vrai que pour les granulations du *flocculus*. — Enfin KÖLLIKER, faisant mention des lamelles de l'arachnoïde spinale, les dit être le produit d'une ossification vraie. Ceci ne serait pas juste si l'on se bornait à ne considérer comme ossification légitime que celle précédée d'un cartilage. Mais la limite est difficile à établir et nous avons eu occasion de nous assurer que les ostéophytes de la table interne du crâne proviennent d'un tissu conjonctif très-dense, analogue aux végétations de l'arachnoïde à leur début.[1]

Enfin VIRCHOW (dans une note insérée dans les *Verhandlungen der physicalisch-medizinischen Gesellschaft von Würzburg, t. II, p. 51*) établit en thèse générale, un double mode de formation des concrétions à couches concentriques: la formation exogène, par couches surajoutées à la périphérie des anciennes, et la formation emboîtée, par multiplication cellulaire endogène.

Il s'exprime avec réserve sur l'origine des corpuscules amylacés; ils se rencontrent, dit-il, le plus fréquemment dans le cerveau et la moelle, souvent mêlés aux éléments nerveux; on les trouve dans des circonstances qui ne permettent d'étudier à fond ni leur origine, ni le mode de leur formation, ni leur composition; il serait difficile dès lors de décider s'ils proviennent de cellules, ou s'ils se forment *dans* ou *autour* des cellules.

VIRCHOW établit, comme VALENTIN, l'analogie de structure de ces corpuscules avec d'autres corps à couches concentriques, qu'il comprend sous le terme général de *corps amyloïdes* et dont il fait l'énumération suivante en les divisant en *trois* catégories.

A.

1° Les corps colloïdes découverts par KOHLRAUSCH dans les reins et retrouvés par VIRCHOW sur la tunique séreuse des organes génitaux de la femme.

2° Les corpuscules prostatiques formés à leur début d'une substance protéinique, gélatineuse, insoluble; ils se trouvent surtout mêlés au sperme des vésicules séminales et se chargent d'un pigment particulier au sperme et de sels; ils sont le point de départ des calculs prostatiques.

---

[1]. On sait au reste aujourd'hui qu'il n'est pas nécessaire du tout que le cartilage précède l'os, ce dernier peut se développer aussi dans le tissu membraneux.

3° Les concrétions pancréatiques analogues aux précédentes.

B.

1° Les phlébolithes.

2° Les corpuscules analogues au riz cuit, contenus dans les bourses et gaînes synoviales.

3° Le sable cérébral dont Virchow reconnaît l'analogie avec les corps amylacés de la moelle cérébrale.

C.

Les calculs biliaires et urinaires.

Il convient d'ajouter à ce qui vient d'être dit, quelques observations d'une date plus récente et qui se rattachent parfaitement aux recherches microscopiques indiquées, concernant le sujet qui nous occupe. Elles comprendront un exposé sommaire de quelques-uns des travaux publiés sur la structure et les altérations intimes des tissus qui deviennent parfois le siége de concrétions analogues à celles décrites plus haut.

Ce qui frappe tout d'abord dans les résultats de ces recherches, c'est la difficulté, sinon l'impossibilité, de distinguer ce qui est du domaine de l'état normal, modifié par les progrès de l'âge, de ce qui est véritablement de nature pathologique. A cette catégorie appartiennent les corpuscules amyloïdes, les glandes de Pacchioni, les végétations de l'arachnoïde et de l'épendyme, divers états des plexus choroïdes, l'ecchondrosis prolifère de la symphyse sphéno-occipitale, etc.

Virchow (*Cellular Pathologie, 1862, p. 257*, et *Gesammelte Abhandlungen, p. 890*) a montré que les éléments des centres nerveux, de même que ceux des nerfs acoustique et olfactif, sont soudés à l'aide d'une variété particulière de tissu conjonctif. Ce tissu est variable d'aspect, mais toujours mou et visqueux; on lui a donné le nom de *neuroglia*, il forme a lui seul l'*épendyme*, c'est-à-dire la couche sous-épithéliale des ventricules du cerveau, et c'est dans son épaisseur que se développent de préférence les corpuscules amyloïdes qu'il importe de ne pas confondre avec les globules calcaires.

Ludwig Mayer (*Virchow's Arch., vol. XVII*) décrit à son tour des granulations de l'arachnoïde cérébrale. Elles se présentent sous la forme de petites saillies coniques; constituées par des amas de cellules épithéliales, elles s'incrustent fréquemment de sels calcaires, et cette incrustation commence alors par les cellules les plus anciennes du sommet conique. C'est de cet arrangement que résultent des globules ou boules calcaires tantôt isolées, tantôt disposées en groupes.

Quant aux *corpuscules de* Pacchioni, ils ont été étudiés surtout par le professeur Luschka de Tubingue. Ce savant anatomiste a démontré qu'à leur origine ils sont formés par des villosités de l'arachnoïde; leur tissu cependant diffère de celui de la membrane séreuse cérébrale, on n'y retrouve pas ces écheveaux de fibrilles enlacés par des fibres élastiques; le tissu conjonctif qui les unit est fin, serré, légèrement ondulé, disposé par couches concentriques et dépourvu de vaisseaux. Simples d'abord, ces villosités s'allongent en végétations et se subdivisent comme un chou-fleur. Ces corpuscules ou glandes de Pacchioni, comme on les appelait, sont sujets à l'incrustation et à l'ossification simultanées. Dans cette double transformation on reconnaît d'abord l'incrustation des cellules épithéliales et la formation de boules calcaires logées à la surface des corpuscules; parfois le centre de ces boules contient un grain de pigment, et les fibres conjonctives qui les unissent deviennent rigides; d'un autre côté leur ossification donne lieu à des stalactites capables de traverser la dure-mère et de la souder à la surface interne du crâne. L'ossification de la dure-mère même paraît dépendre exclusivement de cet état pathologique des corpuscules de Pacchioni.

Ernest Hæckel (V. *Virchow's Arch., vol. XVI, 1859*) a examiné avec le plus grand soin, non-seulement les conditions normales des plexus choroïdes et de la toile choroïdienne, mais encore les altérations organiques de ces tissus. Il signale surtout l'origine et le développement du *sable choroïdien* et l'*hypertrophie prolifère des plexus*. Le sable, véritable incrustation calcaire, constituant une des formes de la *métamorphose régressive*, peut envahir tous les éléments des plexus choroïdiens, il contient du carbonate et du phosphate de chaux. Le noyau primordial du grain calcaire est de nature diverse. On y a rencontré des cellules conjonctives, des globules de graisse, de pigment, des boules hyalines, soit isolées, soit agglomérées, des globules sanguins, rarement des corpuscules amylacés. Autour de ce noyau, alors, se trouvent déposées des couches concentriques de tissu conjonctif garni de cellules fusiformes recourbées en arc, et le tout est envahi plus tard par les sels calcaires.

L'*hypertrophie prolifère* des plexus choroïdes à laquelle l'auteur (Hæckel) a ajouté le nom de *cystoïde*, doit être distinguée des concrétions. Elle renferme à la vérité des boules hyalines qui se forment dans l'intérieur des petits kystes, si fréquents dans les plexus choroïdes. Ces boules sont solides, n'ont point de stries concentriques, ne renferment point de substance calcaire et résistent aux réactifs les plus puissants.

Il existe encore, dit Hæckel, une hypertrophie du tissu conjonctif des plexus choroïdes; l'on y rencontre souvent des corpuscules ayant une certaine analogie avec les prétendues *glandes de* Pacchioni. Ce sont des granulations dures composées d'une substance fondamentale grenue, striée, entremêlée parfois de fibres élastiques. Dans l'intérieur de ces masses granulées, on découvre des vacuoles remplies, tantôt par des noyaux et des cellules conjonctives, tantôt par des globules graisseux, et leur ensemble est parsemé de nombreuses *boules calcaires* et de granules de pigment.

Nous avons voulu donner ici un aperçu historique aussi complet que possible de ces produits pathologiques, puisque le tissu qui nous occupe, acquiert une grande importance par l'observation intéressante de M. le docteur Strohl, où l'existence de cette substance, apparaissant sous forme de *tumeurs*, s'est révélée par des symptômes particuliers sur le vivant.

Il nous importait de démontrer, que ces tumeurs sont homéo-plastiques et qu'elles sont le produit d'une hypertrophie ou de reproduction d'éléments, existants à l'état normal, dans certaines régions. Ce tissu doit entrer nécessairement dans la composition d'une foule d'altérations, nées dans la masse cérébro-spinale ou dans ses enveloppes ou à la table interne de la boîte osseuse du crâne, car il se retrouve dans tous ces organes, à un certain âge de la vie.

Nous n'insisterons pas sur la divergence des opinions émises sur la genèse de ce tissu, par les auteurs cités. On a pu voir que dans sa production pathologique, la génération et la transformation des cellules ne jouent aucun rôle (?), que l'incrustation mécanique ou chimique, par des sels calcaires, ne suffit pas à l'explication des faits observés.

Nous avons établi *deux périodes,* la première, la genèse du tissu organique sous forme de fibres ramifiées, la deuxième, l'ossification de l'axe des fibres en cylindres ou en boules; accroissement des fibres et des boules par dépôt de nouvelles couches organiques, bourgeonnement des fibres les plus puissantes; les bourgeons isolés donnent naissance par leur extrémité renflée, à de nouvelles boules, le bourgeonnement en masse formant le foyer de concrétions irrégulières; enfin comme formes plus rares, nous avons cité les fibres creuses (tubulées), remplies ou ramifiées, à parois calcaires, à cavité remplie de poussière calcaire amorphe.

En récapitulant maintenant les principaux faits de cette remarquable observation, dit en continuant M. Strohl, nous voyons à l'âge de dix ans surgir les premiers phénomènes d'une affection de la moelle, mais légère et entièrement méconnue; la malade sent de la faiblesse dans les extrémités inférieures. Évidemment cette maladie ne peut être rapportée à l'hydrocéphale antérieur; aucun lien ne les unit. Peut-on la faire provenir de la disposition goutteuse du père? Cette opinion, qui trouverait beaucoup de défenseurs parmi nos confrères d'outre-Rhin, me paraît beaucoup trop hypothétique pour que je la produise sérieusement. Il faut donc renoncer à trouver des causes positives à cette maladie.

Cinq ans plus tard, accès d'asthme que l'on ne peut attribuer à aucune lésion organique du poumon: l'invasion, les symptômes, la marche, la durée de la maladie excluent tout à fait cette supposition. Les vives douleurs dans le dos annoncent au contraire un progrès de la maladie de la moelle. Je ne rechercherai pas ici quelle a été alors la partie de la moelle affectée; nos connaissances sur les fonctions des diverses portions de cet organe ne sont pas assez certaines, pour que je ne puisse faire qu'une supposition tout à fait gratuite.

Aucun changement pendant dix ans; survient alors une anasarque qui s'est répétée deux fois dans le courant de la maladie. Je crois qu'il est difficile de rattacher cet œdème à la maladie principale; de plus, aucune lésion organique ne peut l'expliquer; car quoique les reins n'aient pas été examinés à l'autopsie et que l'urine n'ait pu l'être non plus pendant que j'observais cette malade, les symptômes ne permettent pas d'admettre une maladie de *Bright.*

Deux ans plus tard apparaissent des lipothymies, qui sont peut-être le premier symptôme de l'affection cérébrale naissante, en même temps que la constipation, la rétention d'urine, la faiblesse et les douleurs dans les extrémités inférieures, dénotent une augmentation de l'affection de la moelle.

Nulle modification pendant une période de six ans, à l'exception de la miliaire et de l'état scorbutique, mais qui n'apparaissent que comme des maladies intercurrentes. C'est alors que se montrent des phénomènes d'un autre ordre. Jusqu'ici nous pouvons admettre une simple compression de la moelle par les tumeurs développées sur la dure-mère, mais vingt-trois ans après le début de la maladie, surviennent des symptômes qui se rattachent à une désorganisation de cet organe. Des fourmillements, et deux ans après, des contractures, font supposer la naissance des tumeurs de la substance médullaire. Les fonctions de la moelle n'ont été abolies que lentement, car ce n'est qu'après vingt-sept ans de maladie que la marche est devenue impossible; mais alors aussi l'affection paraît faire des progrès rapides.

Un an après, la tête, qui était toujours restée libre, commence à se prendre. La malade éprouve de la céphalalgie; d'abord sourde et avec rémissions, mais qui depuis n'a jamais cessé longtemps, et est devenue, à la fin, continue.

L'année suivante, les fonctions de l'estomac présentent des anomalies que l'on n'a que rarement observées avec cette intensité et cette persistance, et qui certainement sont des points les plus curieux de cette observation. Les accès se sont déclarés à différentes reprises, avec beaucoup d'énergie, mais sans durer jamais plus de six semaines; le dernier, au contraire, que nous examinerons plus en détail, s'est propagé, sans interruption aucune, pendant les deux dernières années de la vie de la malade. Qu'observons-nous? Un estomac qui refuse toute espèce d'aliments, mais surtout d'aliments solides; des efforts de vomissement, mais sans vomissement, des oppressions allant presque jusqu'à la suspension de la respiration; un dégagement de gaz dans l'estomac, qui certainement a contribué mécaniquement à l'oppression; avec tout cela, une faim vive que la malade ne peut jamais assouvir. Au commencement, je rattachais tous ces symptômes à la lésion de la moelle, et à une maladie cérébrale probable; mais quand je les vis persister si longtemps avec la même intensité, j'abandonnai ma première idée pour admettre la possibilité d'une lésion organique de l'estomac, malgré l'état indolore de l'épigastre et l'absence de toute tumeur. Je me disais que si j'avais eu affaire primitivement à un vice d'innervation de l'estomac, il n'était pas probable que cette affection eût pu se continuer pendant des années avec la même intensité, la même persistance, les mêmes symptômes, sans entraîner à la fin une lésion organique; et, par voie d'exclusion, je crus à la possibilité d'un cancer. La circonstance suivante vint encore militer en faveur de cette hypothèse: à différentes reprises, quand les symptômes avaient acquis une intensité extraordinaire, la malade avait présenté pendant quelque temps un teint jaune, analogue à celui qui accompagne les affections cancéreuses. Finalement l'autopsie m'a prouvé combien je m'étais trompé dans mes suppositions; l'estomac et le tube digestif étaient exempts de lésions appréciables qui eussent pu expliquer les nombreux symptômes observés pendant la vie. La distension de l'estomac et l'amincissement de ses parois sont contraires à ce que l'on trouve ordinairement chez les personnes qui ne prennent qu'une petite quantité de nourriture. Mais cette anomalie s'explique parfaitement par le gonflement considérable auquel cet organe a été soumis, par la production du gaz. Un autre fait singulier est l'absence d'amaigrissement chez la malade, quoique pendant deux ans elle ne se soit nourrie que d'une tasse de café au lait avec un demi petit pain le matin, et de deux assiettées de soupe, de panade, de bouillie, etc., dans la journée. Je ne trouve que deux causes qui puissent rendre compte de ce phénomène, l'inaction complète et la constipation; la première, en diminuant la dépense des matériaux organiques, et la seconde, en permettant aux organes digestifs d'élaborer et d'absorber toute la matière nutritive.

Ce n'est que dans les dix-huit derniers mois que l'affection cérébrale se dessine nettement; alors survient cette céphalalgie opiniâtre, qui est allée lentement en croissant, et n'a plus quitté la malade. En même temps, les facultés intellectuelles baissent, mais insensiblement, et ce n'est que les six derniers mois que cette décroissance devient évidente et se complique de la faiblesse de la vue. Nouvel exemple qui prouve que le cerveau peut être le siége des lésions les plus étendues, sans que ses fonctions spéciales et la vie en soient grandement affectées, pourvu que ces lésions se produisent lentement.

Enfin, les quinze derniers jours, les altérations cérébrales prennent plus d'extension; les tumeurs exercent sur l'encéphale une compression trop violente et trop brusque, et un coma de plus en plus profond met fin à cette scène de douleurs.

Le diagnostic précis de cette maladie était tout à fait impossible. Évidemment on ne pouvait méconnaître une affection de la moelle; mais comment spécifier la nature de cette affection? Les symptômes initiaux, qui ont duré pendant vingt ans, ont pu faire supposer une compression de cet organe; mais on ne pouvait préciser le siége et la nature de l'agent compresseur. Pendant les dix dernières années, les symptômes pouvaient être rattachés à un ramollissement; voyons jusqu'à quel point ce diagnostic était exact. Vers le bas de la région dorsale, et au commencement de la région lombaire, était un renflement qui remplissait tout le calibre du canal vertébral; la dure-mère était fortement adhérente à la moelle; l'incision mit à nu une couche médullaire blanche, mince, presque diffluente, tout à fait tranchée par sa coloration de la portion interne rouge et pulpeuse. Ce noyau est-il un produit de nouvelle formation, comme les tumeurs du cerveau, ou bien est-il une dégénérescence de la substance médullaire? Cette dernière hypothèse me paraît la plus probable, et voici comment je m'explique la formation de cette tumeur. Au commencement, il a existé un ramollissement de cette portion de la moelle. A une certaine époque, peut-être lorsque la paralysie complète est survenue, il s'est formé une apoplexie capillaire, qui a coloré en rouge ce ramollissement, et plus tard, il s'y est fait un dépôt de matière calcaire disséminée, analogue à celle qui était réunie en masse dans quelques-unes des tumeurs de la dure-mère, matière qui faisait éprouver au doigt la sensation d'un sable fin. On pourrait objecter que, dans cette supposition, la coloration rouge aurait dû aller en diminuant vers l'extérieur, et se perdre par nuances dans la substance blanche. Mais il est facile d'expliquer cette particularité en admettant que le ramollissement avait été central au commencement, lors de l'épanchement, et que la couche extérieure n'avait pas encore été malade; cette dernière se serait alors ramollie consécutivement, par suite de l'irritation produite par la désorganisation de la partie interne de la moelle. De cette manière, on se rend raison de l'adhérence de la dure-mère, et de la séparation nette de la couche extérieure blanche d'avec le noyau central rouge. Le diagnostic n'aurait donc pas été entièrement faux, et ce cas servirait à confirmer la valeur de quelques-uns des symptômes qu'on attribue au ramollissement spinal.

Chose remarquable, pendant sept ans, les mouvements volontaires des extrémités inférieures étaient entièrement impossibles, et cependant la sensibilité était intacte. La désorganisation et la compression avaient-elles porté de préférence sur les parties antérieures de la moelle? C'est ce qu'il a été impossible de vérifier anatomiquement. — Ainsi que je l'ai dit, l'état ordinaire était l'extension forcée de toutes les parties des extrémités inférieures, mais alternant fréquemment avec des mouvements de flexion tout aussi spasmodiques et involontaires. Ces derniers étaient tantôt des mouvements réflexes exagérés, déterminés par une excitation extérieure de la peau des membres; tantôt des mouvements spontanés pour ainsi dire, causés sans doute par la lésion de la moelle; tantôt des mouvements provoqués par une émotion, même légère. Et ce dernier point n'est pas le moins singulier, si l'on se rappelle que l'influence de la volonté était totalement impuissante à produire la moindre contraction musculaire. L'émotion était-elle plus forte que la volonté, ou plutôt déterminait-elle dans la moelle des modifications, de circulation peut-être, devenant alors l'incitant des mouvements de flexion? Voilà des questions difficiles à résoudre.

L'affection cérébrale est entourée de plus d'obscurité encore. On ne pouvait la reconnaître positivement que du moment où la céphalalgie était devenue vive et fréquente, et les symptômes ne permettaient pas d'en spécifier le siége et la nature. Les accès d'asthme et les vomissements ne pouvaient la faire soupçonner, en l'absence de tout autre signe d'une lésion du cerveau, car on pouvait aussi les rattacher à la maladie de la moelle. Je regrette de n'avoir pu examiner attentivement le nerf pneumo-gastrique, quoique je sois persuadé que je n'aurais rencontré aucune lésion dans son trajet. Tout au plus quelques-unes de ses racines profondes auraient-elles pu être comprimées par une tumeur. Du reste il n'est pas même nécessaire d'avoir recours à cette supposition; le trouble de l'innervation cérébro-spinale, qui probablement avait encore retenti sur le système ganglionnaire, peut suffire pour expliquer ces phénomènes, que l'on observe souvent d'une manière plus passagère dans les affections cérébro-spinales, sans que l'on puisse toucher du doigt, la cause matérielle immédiate qui les a produits.

EXPLICATION DES FIGURES.

Fig. I. Boules calcaires terminant les ramifications d'une fibre non calcaire; éclairées par réflexion. Grossissement : 50. *a*, continuité d'une tige calcaire avec le centre calcaire d'une boule.

Fig. II. Boules placées dans l'axe d'une tige non calcaire. Grossissement : 75.

Fig. III. Ramifications d'une fibre en grande partie calcaire. Grossissement : 25.

Fig. IV. Une tige isolée ; on voit qu'elle résulte de la jonction de fuseaux calcaires, logés dans l'intérieur d'une espèce de gaîne formée par la fibre dans laquelle ils se sont développés. *a, b*, deux boules avec commencement d'ossification, ainsi que de leurs tiges. Grossissement : 150.

Fig. V. Plusieurs tronçons de fibres montrant diverses variétés de boules et de fibres. *a, b*, fuseaux carrés ; *c, d*, boules qui se forment par bourgeonnement ; *e, f*, boules segmentées. Grossissement : 180.

Fig. VI. Une fibre dont l'ossification commence ; *a*, boule axile segmentée ; *b, b*, fuseaux ; *c*, boule dont le centre commence à s'ossifier ; *c'*, autre boule d'un assez fort volume dont le centre s'ossifie par grains calcaires multiples ; le noyau *d* se compose de deux parties, l'une périphérique et l'autre centrale ; la première moins chargée de sels calcaires que la seconde.

Fig. VII. Fibre très-grosse, *a*, portant une boule volumineuse, *b*, et plusieurs bourgeons dont l'ossification commençante n'est indiquée par quelques points plus obscurs que le reste. Grossissement : 300.

Fig. VIII. Fibre couverte de bourgeons réunis en masse et dont le centre commence à s'ossifier. Grossissement : 300.

Fig. IX. Une de ces masses (fig. VIII) plus avancée dans son ossification. On remarque en *a*, la fibre terminale ; elle apparaît en *b* comme une raie transparente entourée de couches secondaires plus opaques.

Fig. IX'. Représente la même masse traitée par l'acide chlorhydrique ; on reconnaît la partie qui avait été ossifiée ; elle paraît plus claire que le reste ; la fibre centrale semble s'y perdre ; elle réapparaît en *c*, pour rejoindre le bout terminal *a* qui est renversé.

Fig. X. Une masse calcaire segmentée. Les plans de section sont dans trois directions différentes ; en *a* une écaille est enlevée.

Fig. XI. Boule calcaire segmentée.

Fig. XII. Cette figure montre parfaitement la continuité des boules calcaires et des fibres non ossifiées, ainsi que la manière dont les couches enveloppant ces boules, descendent sur les fibres, pour leur fournir une gaîne. La figure XII *a* montre la continuité d'une tige calcaire avec le centre calcaire d'une boule. Éclairé par réflexion. Grossissement : 75.

Fig. XIII. Système de fibres ; *a, b*, renflements calcaires ; *c*, fibre creuse ; *d*, concrétions calcaires commençantes ; *g*, fibres très-fines, couvertes de bourgeons. Grossissement : 300.

Fig. XIII'. Exprime, comme *e* dans la figure XIII, des fibres très-fines, couvertes de bourgeons.

Fig. XIV. Écailles détachées de fibres de gros calibre.

Fig. XV. Boules libres retirées des plexus choroïdes d'un adulte ; *a*, jeune boule ; *c*, boule entièrement calcaire ; *d*, la même, traitée par un acide ; on voit le centre plus pâle que le reste.

Fig. XVI. Amas de boules retirées de la pièce pathologique ; la structure est la même chez toutes ; on aperçoit des noyaux brunâtres dans quelques-unes ; en *a*, l'une de ces boules a un double noyau calcaire ; la partie emboîtante est plus transparente que d'ordinaire. (Voyez fig. VI *d*.)

Fig. XVII. Végétations pseudo-cartilagineuses, *chondrophytes*, ressemblant aux champignons du genre *Clavaria*, rencontrées sur l'arachnoïde médullaire.

Tumeurs développées dans la dure mère rachidienne
et dans la moëlle épinière.
Observation de M. le D. Strohl.

Analyse histologique et microscopique des Concrétions
trouvées dans les tumeurs de la Dure mère rachidienne
par M. le D. Wieger.

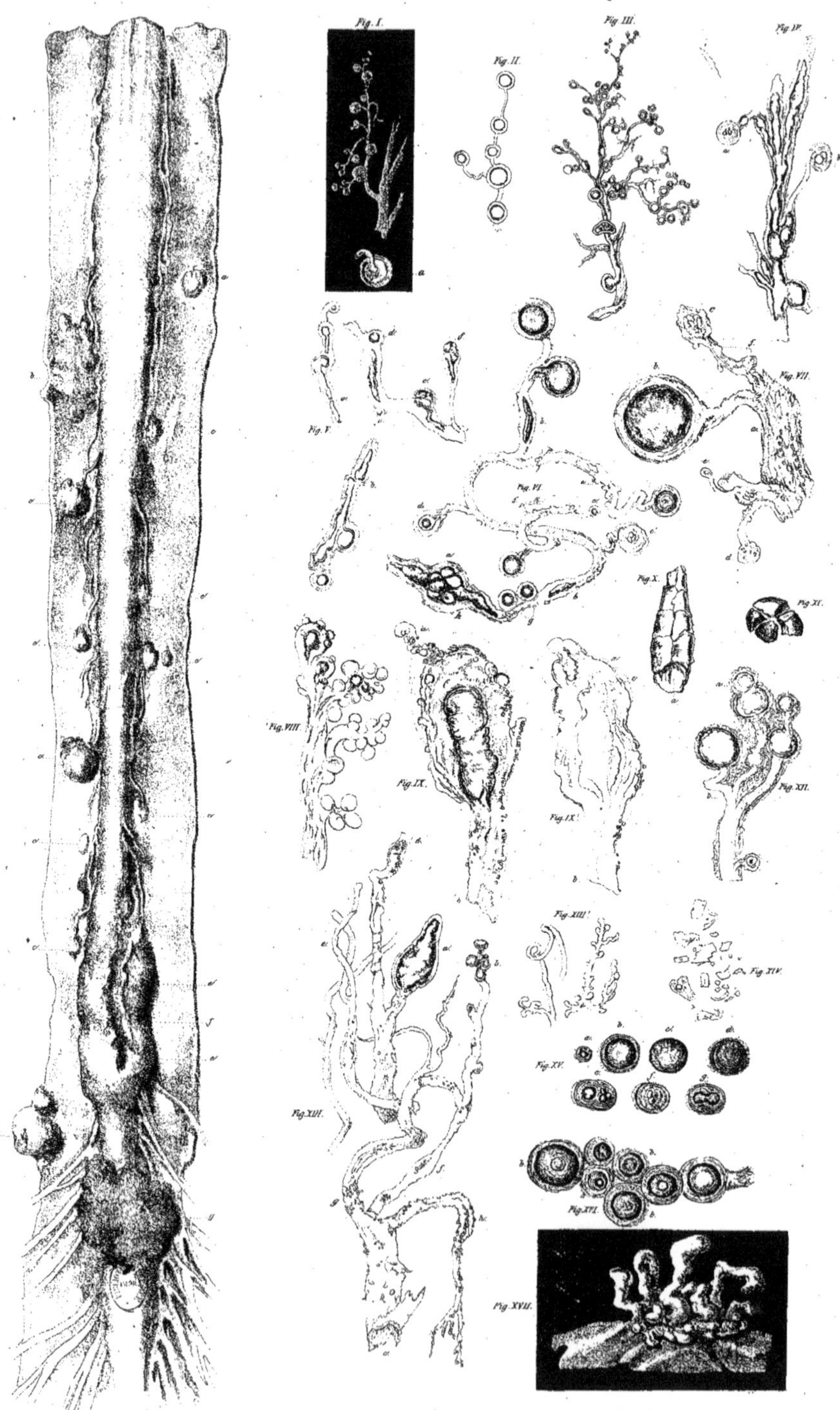

Fig. I.
Fig. II.
Fig. III.
Fig. IV.
Fig. V.
Fig. VI.
Fig. VII.
Fig. VIII.
Fig. IX.
Fig. IX.
Fig. X.
Fig. XI.
Fig. XII.
Fig. XIII.
Fig. XIV.
Fig. XV.
Fig. XVI.
Fig. XVI.
Fig. XVII.

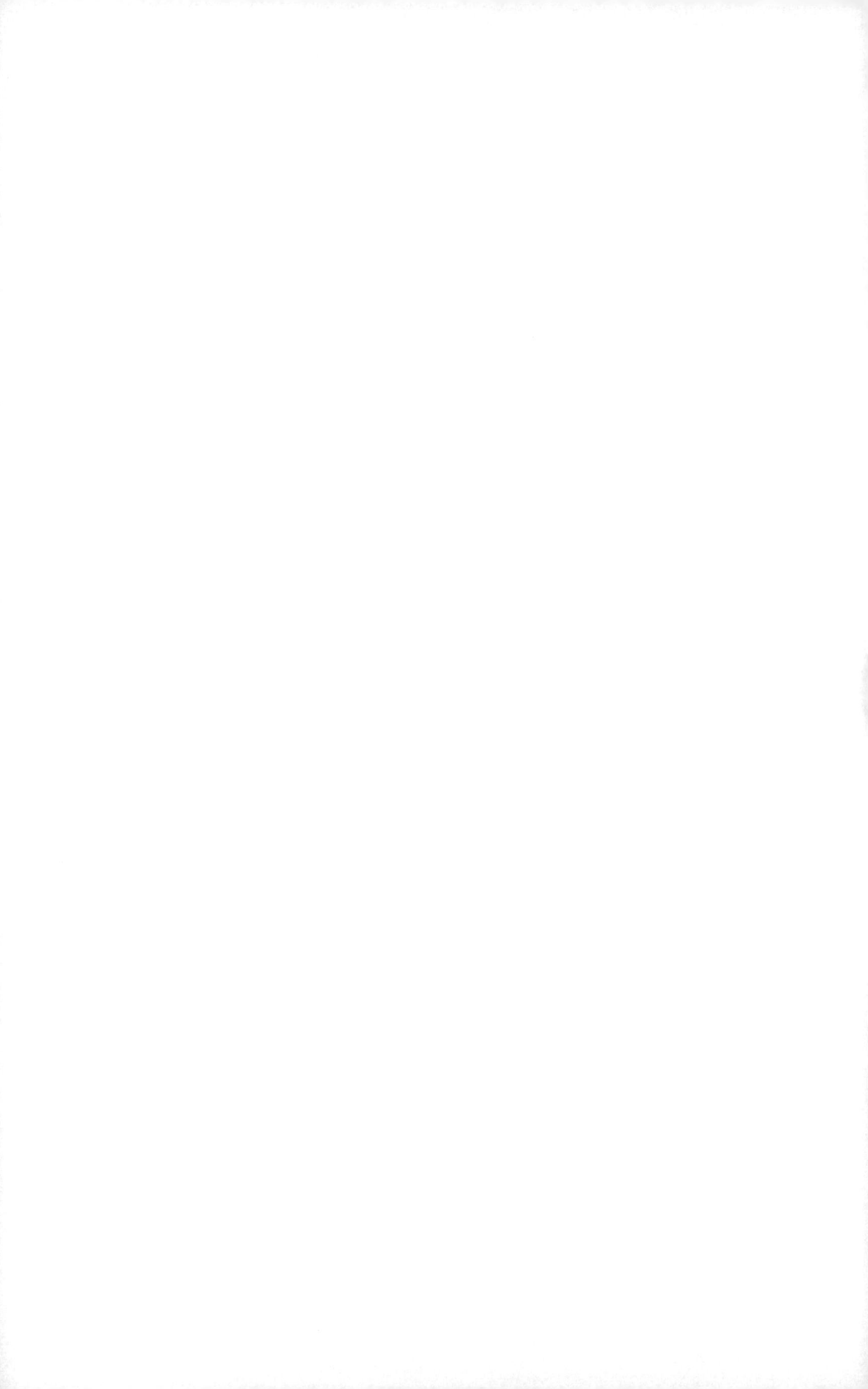

9 782013 487078